JN219763

PITFALLS
IN CLINICAL PRACTICE OF REHABILITATION

症例から学ぶ!

リハ現場のピットフォール

生駒一憲／監修
長谷川千恵子／編著

医歯薬出版株式会社

執筆者一覧

●監修

生駒　一憲　北海道大学病院リハビリテーション科

●編著

長谷川千恵子　市立函館病院リハビリテーションセンター

●著者

浦上　祐司　時計台記念病院リハビリテーション科

大田　哲生　旭川医科大学病院リハビリテーション科

片桐　伯真　聖隷三方原病院リハビリテーション科

鎌倉　嘉一郎　道南勤医協函館稜北病院リハビリテーション科

新明　史江　札幌秀友会病院リハビリテーション科

武知　由佳子　医療法人社団愛友会いきいきクリニック

千葉　春子　北海道大学病院リハビリテーション科

鶴岡　弘章　千葉県千葉リハビリテーションセンター第二小児整形外科

中山　一　千葉県千葉リハビリテーションセンターリハビリテーション科

松尾　雄一郎　国立病院機構北海道医療センターリハビリテーション科

八幡　徹太郎　金沢大学附属病院リハビリテーション科

横串　算敏　札幌渓仁会リハビリテーション病院

安江　祐玲　国立病院機構北海道医療センターリハビリテーション科

（50音順）

This book was originally published in Japanese
under the title of :

SHOUREI KARA MANABU_RIHAGENBA-NO PITTOFŌRU
(Learn from case reports
Pitfalls in clinical practice of rehabilitation)

Editor :
HASEGAWA, Chieko
Director,
Hakodate Municipal Hospital
Rehabilitation center

ISHIYAKU PUBLISHERS, INC.
7-10, Honkomagome 1 chome, Bunkyo-ku,
Tokyo 113-8612, Japan

はじめに

今日，リハビリテーション（以下リハ）の対象はICUにおける超急性期から生活期だけでなく，機能障害を生ずる前の予防的段階まで拡がっている．また，重複障害例の増加や先進医療の多様性など，リハ場面における病態の複雑性は増加の一途をたどっている．それぞれの病期，病態においても，医療や福祉サービスを受けながら生活する人にとっても，またこのようなサービスを利用しない人にとっても，リハの重要性は増す一方といえる．

リハ実施場面におけるリスクの特徴は，新たに活動という負荷がかかることといえる．主疾患の診断や治療に対し，検査や薬剤，手術といった介入がされてゆく中で，運動介入に対して十分に予測されたリスク管理がなされているだろうか．限られた時間，情報，医療資源のなかで最優先されているとは限らない．

リハ場面におけるリスクのもう一つの特徴として，多くの場合，診断が確定した（と思われている）状態でリハを開始することが挙げられる．リハ介入にあたって，隠されている病態にかえって気づきにくい状態といえるだろう．

一方，リハ科医師やセラピストは，運動負荷を開始する前，または開始後の時点で，主疾患の増悪や新たな病態の第一発見者となることが非常に多い．このことは多くのリハ提供者の皆様が実感しておられるのではないだろうか．

今回の「症例から学ぶ！リハ現場のピットフォール」では，リハ介入中に出合った「危なかった…」「こうすればよかったのかも…」という症例を，担当者の当事者視点で提示した．モデル患者さんはプライバシーの点から変更を加えているものの，家族があり，生活の営みがあるお1人おひとりを，執筆者の先生が紹介してくださった．読者自らがその患者さんのリハ科医，セラピストになった想定で読み，感じていただける構成となっている．リハ科医，セラピスト，看護師，ソーシャルワーカーなどリハ提供者の多職種に参考としていただけるようにした．

順調とはいえない経過に眼をむけ，問題点を抽出し，望ましいリハの在り方を検討していくことは（患者さん自身が大変であったことが第一だが）執筆者の先生方にとっても痛みを伴う作業であったに違いない．そのような中，さまざまな分野からの視点でリハ現場のピットフォール症例を提示してくださった執筆者の先生に心から敬意と感謝を申し上げたい．

ピットフォール症例に眼を向けて，分析，改善の対策をしていくことは，次のリハ現場に対する英知の蓄積となる．この書籍で共有した情報が，今後介入させていただく多くの患者さんの利益として還元できると信じている．

2019年11月
長谷川千恵子

症例から学ぶ！
リハ現場のピットフォール もくじ

I.

急性期リハビリテーションの現場で

PITFALLS
IN CLINICAL PRACTICE OF REHABILITATION

Case 1 口腔咽頭喉頭がんの頸部郭清術後に頸肩部痛を訴えた症例

事例 50代男性，頸部郭清術後の頸肩部痛

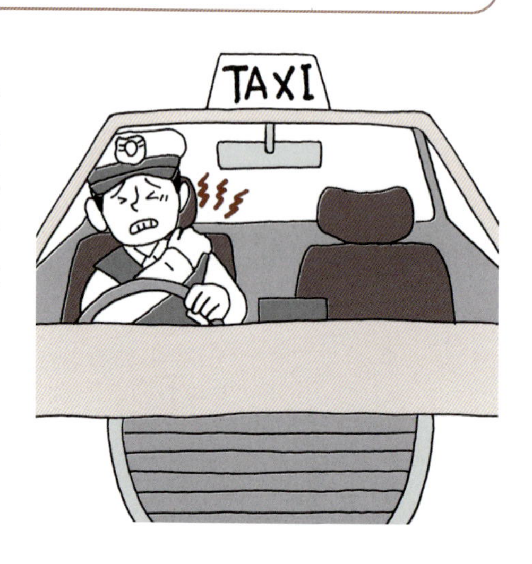

●主訴　左頸肩部痛.

●現病歴　舌がん（T2N0M0，臨床ステージⅡ）の診断にて，当院耳鼻咽喉科・頭頸部外科で待機的に舌部分切除術および左頸部郭清術（Ⅰ-Ⅲ）が施行された．術中，副神経は温存された．術後1週経過し，左上肢挙上時や頭頸部回旋時に疼痛を自覚するようになった．ときに頸肩部から上腕にかけての夜間痛も認めた．同症状を抱えたままでの復職（運転手）に懸念があり，ご本人のリハ科受診希望にて術後15日目，主科より紹介受診となった．

若手のリハ科初診医は，紹介文面および問診から，医原性の副神経損傷による僧帽筋不全を第一に疑って理学療法処方を計画したいとの旨を上級医に報告した．

●既往歴　特記なし．整形外科受診歴なし．

●生活歴　個人タクシーの運転手．手術前の社会参加制限なし．

●現症　安静時の背部外観は，症状のある左側の肩高が右よりも挙上傾向を認め，また左肩甲骨の上方回旋位傾向を認めた（図1）．左上肢の自動屈曲および自動外転に制限なし，肩すくめ動作を含め徒手筋力検査（manual muscle test；MMT）も正常．左肩関節の外旋制限なし．左肩関節周囲に圧痛なし．左頸肩部筋群に圧痛あり．左上肢挙上時，90度以上の範囲で左肩甲骨内側上角辺りに疼痛誘発あり．頭頸部の自動運動では，左回旋および右側屈で疼痛性運動制限を認めた．

●画像所見　頸椎単純X線像において下位頸椎の変形性頸椎症の所見あり（図2）．

●リハ処方　訴えのある左側において僧帽筋不全の可能性は考え難く，むしろ非特異的な頸肩腕症候群と考え，まずは筋緊張亢進と疼痛に対する対症療法を計画した．

理学療法：左頸肩部・肩甲骨周囲の温熱療法，ストレッチング，リラクセーション．

目標：左頸肩部・肩甲骨周囲の筋緊張および疼痛の緩和，頭頸部の可動性の改善．

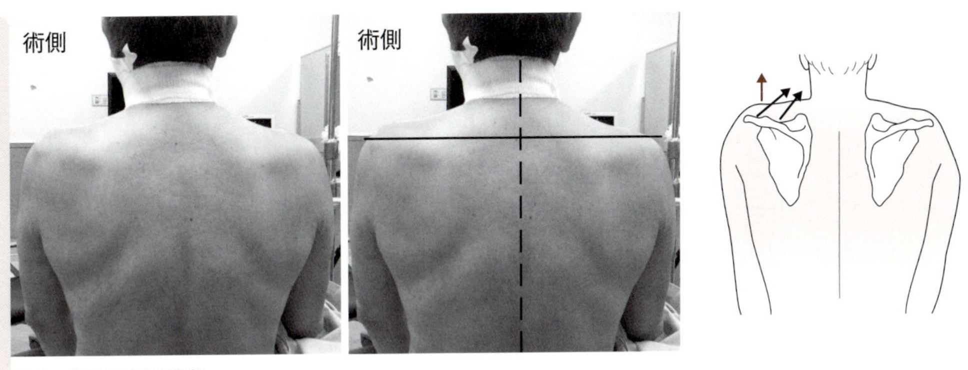

図１　提示症例の背部
症状を訴える側（頸部郭清術が施行された側）では，上部僧帽筋の過緊張（黒矢印）に伴い，肩高が対側よりやや挙上し，肩甲骨の上方回旋も認める．

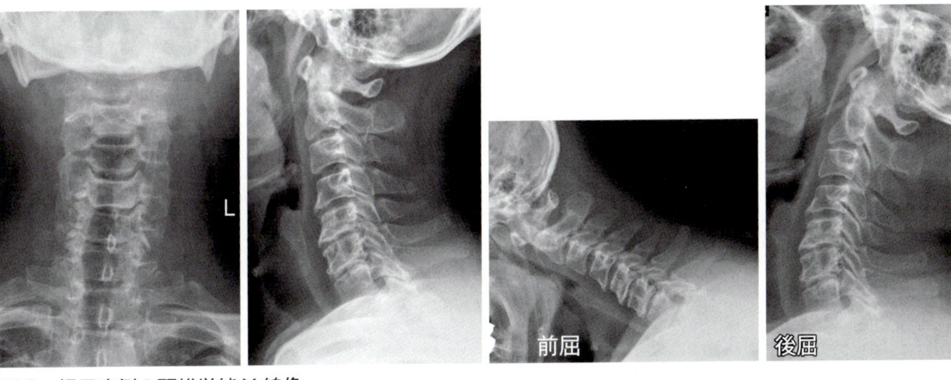

図２　提示症例の頸椎単純Ｘ線像
明らかな不安定性はなく，脊柱管前後径の骨性狭小もないが，下位頸椎の変形性頸椎症を認める．提示症例の主訴との関連性につき，念頭におく必要はある．

●リハ経過　リハ初診の翌日，理学療法士（PT）の施術を１回受けただけで，自覚症状は初診時の５割以上の軽減を得た．その後，理学療法継続とともに症状は日ごとに軽減した．理学療法開始から10日，頭頸部の疼痛性運動制限は解消した．左上肢挙上時の疼痛は若干残存するが，自己評価として支障のない程度に軽減した．術後26日目，自宅退院につき理学療法を終了した．退院時指導として，同様の症状が再燃した場合は，まずは最寄りの整形外科クリニックの受診でよいことを伝えた．

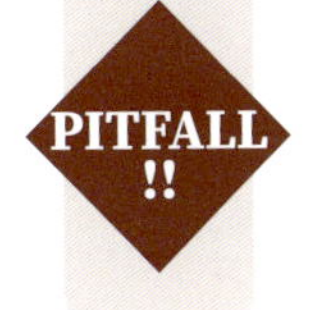

「口腔咽頭喉頭がんの頸部郭清術後に現れた頸肩部痛」という病歴自体，医原性の副神経損傷を最も疑うキーワードとなるが，そうした連続症例の中で本症例のように別病態の患者に遭遇することもある．初診時の障害診断に気を抜いてはいけない．

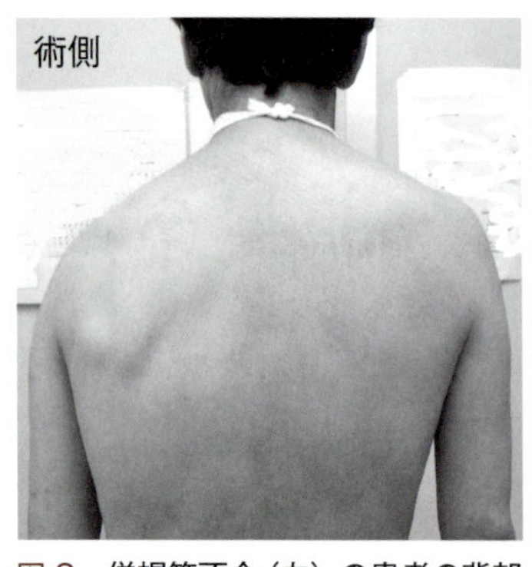

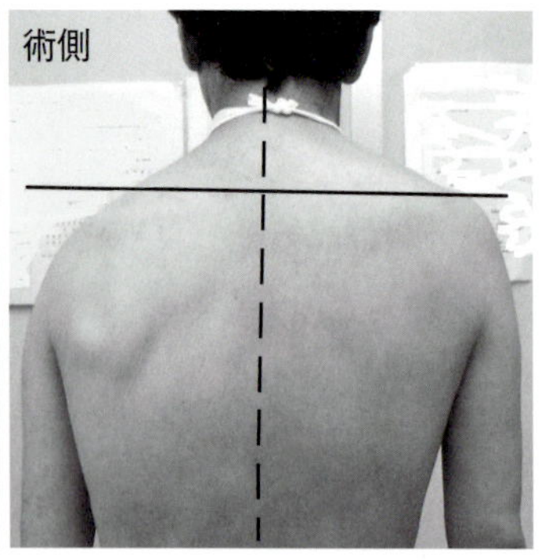

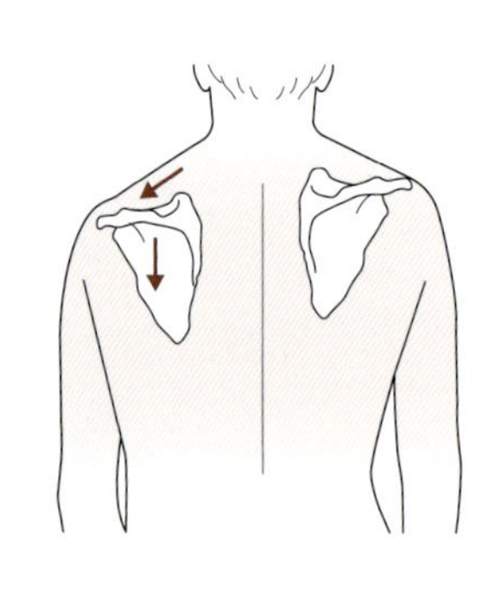

図３　僧帽筋不全（左）の患者の背部
喉頭がん，左頸部郭清術後に左僧帽筋不全を発症した患者．僧帽筋の麻痺・低緊張を背景に，左の肩甲骨の位置は下垂し，外方への変位も認める．

病態検討

口腔咽頭喉頭がんでの頸部郭清術で，副神経損傷は，外科医が細心の注意を払っても一定数の発症が避けられない合併症である[1-3]．僧帽筋不全のため上肢挙上が障害されるが，その状態が長く放置されれば凍結肩などの二次合併症も加わる．病態は一層複雑になり，広義の肩関節の機能障害はより難治性が高まる．そのため，早くから二次合併症の予防や代償的機能回復を図るべく，リハ科としては該当患者を早期に紹介いただけるよう主科への啓蒙にも力を入れている．

副神経損傷患者の典型的な背部外観は，僧帽筋不全による肩甲骨の下垂・外方化であり，座位や立位では同側の肩高が下がった姿勢を認める（図３）．僧帽筋の筋萎縮が進むと外観の左右差はより顕著となる．

一方，本例では，訴えのある側の肩高はやや挙上気味で，かつ肩甲骨は上方回旋位傾向を呈していた（図１）．これは，肩甲骨上方回旋に作用する上部僧帽筋の筋緊張亢進を示唆し，いわゆる「肩こり症状」の典型的所見である[4]．なお，詳しく問診をすると，「以前から，左の首から肩には寝違え症状のような違和感を覚えることがあったが，仕事には支障がなかったし特に困っていなかった」という話も聴取された．本症例は，入院加療中の何らかの誘因により，以前から潜在していた頸肩腕症候群が偶然に顕在化した状態であったと推察する．

ピットフォールに至った要因

❶口腔咽頭喉頭がんの頸部郭清術後に生じる副神経損傷（疑い）患者は，当院では，診療科間システムとしてルーチンで紹介される．
❷そのため，そのシステムでの経験を積んでいた初診医は，紹介文面のみで短絡的に病態を判断し，直に視診・触診を行わなかった．

リスク回避のためにできること

このような診療科間システムは，二次合併症を低減する効率的なシステムであり，その構築はリハ科が目指すところである．一方，このシステムが日常的になると，主科からの受診手続のみで診断の見当をつけてしまうため，経験を積むほど問診だけで終え視診・触診を省きがちとなる．ここに落とし穴の元凶があると考える．もし，副神経損傷の事実がないのにリハ科が「副神経損傷」と誤診してしまうと，患者にも主科にも大変に不快な思いをさせることになる．

当然のことだが，必ず直に視診・触診を行う．特に，背部の視診から得る情報は多い（肩甲骨位置など）．可能な限り，上半身の衣服を脱いだ状態での視診・触診を推奨する．

POINT

1. **頸部郭清術後の頸肩部痛が，副神経障害とは無関係のこともある．**
2. **初回文面のみによる短絡判断はご法度．視診・触診を省いてはならない．**
3. **背部（肩甲骨位置など）を直に診ることは，病態の鑑別に重要．**

文献

1）Saunders JR et al：Considering the spinal accessory nerve in head and neck surgery. *Am J Surg* **150**：491-494, 1985.
2）Boström D et al：Iatrogenic injury to the accessory nerve. *Scand J Plast Reconstr Surg Hand Surg* **41**：82-87, 2007.
3）Gun K et al：Spinal accessory nerve injury：eight cases and review of the literature. *Clin Ter* **165**：211-216, 2014.
4）松浦恒明：肩こりの治療．今日の整形外科治療指針，第７版（土屋弘行他・編），医学書院．2016．pp 395-397.

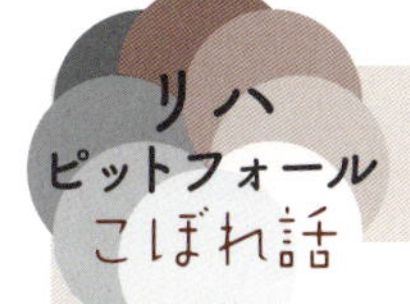

右肩？ 左肩？

紹介文面：「喉頭がんに対し，頸部郭清術を施行しました．術後より右肩の痛み，右腕の挙がりにくさを訴えます．リハビリテーション治療をお願いいたします．」
診察医：（これは，右副神経麻痺だな，きっと…）
患者さんは，歩いて来診されたが，診察室に入ってきたときに目に入った姿勢は，「左」の肩が下がった姿勢であった．
診察医：（紹介文面は左右間違いかな…）「初めまして．症状があるのは，『左』の肩ですか？」
患者さん：「えっ！ 違うよ先生，『みぎ』だよ，右！」
診察医：（……??）

初対面のとき，こんなやり取りのあった患者さんもいました．この患者さんも「右」の「肩こり」で，副神経麻痺ではありませんでした．みなさん，注意しましょう．視診・触診を忘れずに！

Case 2 神経損傷の診断が遅れた肩の高エネルギー外傷の症例

事例 20代男性，転落・肩強打後に現れた肩周囲の筋萎縮

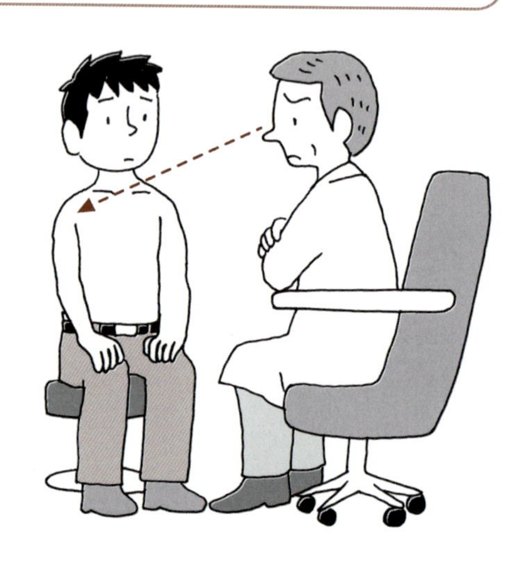

●主訴　右肩が痩せている．右腕が挙がりにくい．

●現病歴　高所からの転落外傷にて救急搬送となった症例．腹部外傷を認め，緊急で開腹手術を受け，全身管理目的に入院となった．腰椎横突起骨折，右肩甲骨骨折の受傷も認めたが，骨折に関しては整形外科医により保存的治療の方針が示された．受傷から2週後，全身状態の安定化が得られ，リハ治療開始のためリハ科対診となった．特に，疼痛を伴う右肩運動障害に対する依頼であったが，MRIで腱板損傷は否定されていた．整形外科医からは，骨折部の運動制限は不要，疼痛に応じて進めてよいとの指示であった．右肩関節周囲のMMTは疼痛のため不詳であった．リハ科初診医は，右肩の機能障害に関し，骨折に伴う疼痛によるものと判断し，不動性二次障害の合併予防のため，疼痛に応じ支持的に右肩の機能回復を図る方針を理学療法士に伝え，プログラム〔右肩関節の関節可動域（range of motion；ROM）訓練，周囲筋筋力増強訓練〕を処方した．

退院時（受傷1カ月半），右肩の機能障害が残存するため理学療法は外来でも継続の方針とされた．右肩周囲筋の筋力低下と筋萎縮が確認され，治療反応は乏しかったが，外来理学療法の継続に伴い緩徐ではあるが筋力は回復傾向を認めていたため，初診医は局所機能障害の病態を「骨折後の疼痛性運動制限および廃用性筋萎縮」と考えていた．しかし，受傷10カ月，「裸になると右肩が明らかに痩せているのが気になる」との訴えがあり，初診医より上級医に相談があった．

●既往歴　統合失調症にて精神科治療継続中．

●生活歴　日常生活は自立し，社会参加も可能だが，統合失調症による入院が多く未就労であった．

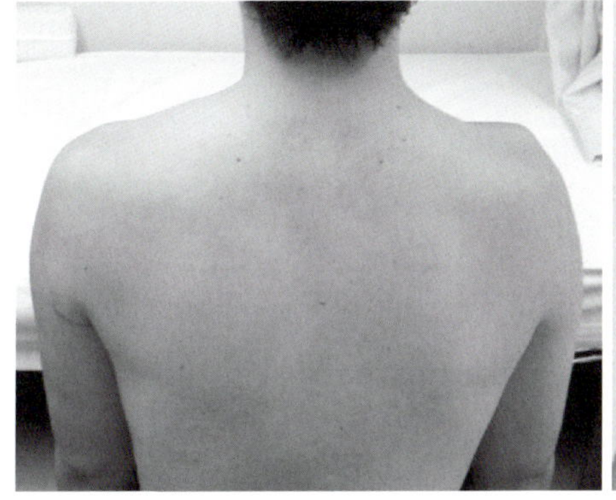
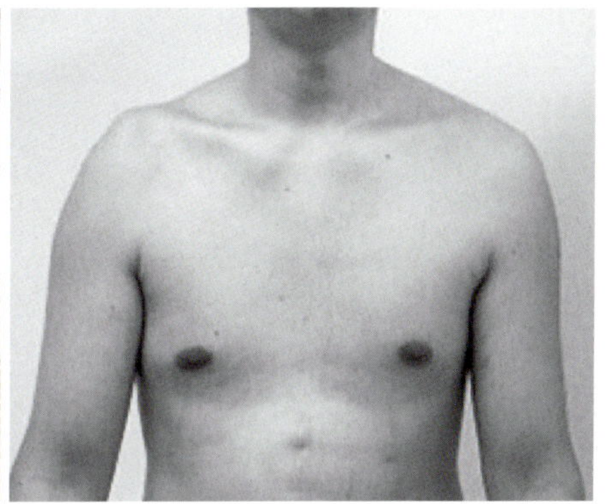

図1　本症例の肩の外観（受傷10カ月）
外傷側（右）の三角筋，棘上筋，棘下筋の筋萎縮．

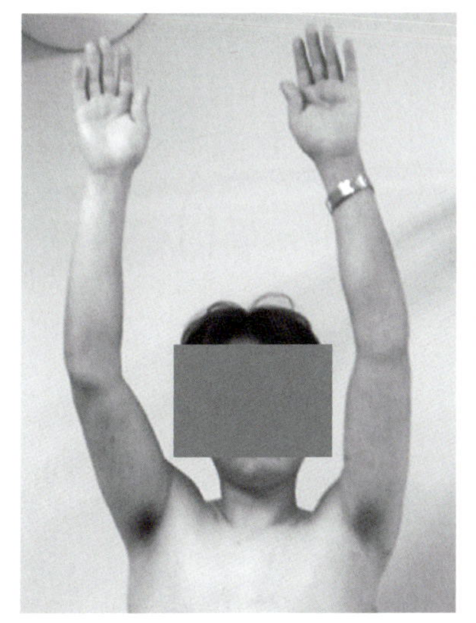

図2　本症例の上肢挙上（受傷10カ月）
外傷側（右）に若干の筋力低下があることがうかがえる．

表1　本症例の針筋電図検査結果（受傷10カ月）

	脱神経電位	多相性電位
上部僧帽筋	−	−
菱形筋	−	−
棘上筋	＋	＋
棘下筋	＋	＋
三角筋	＋	＋
上腕二頭筋	−	−

●**現症**　受傷10カ月，三角筋，棘上筋，棘下筋に明らかな筋萎縮を認めた（図1）．MMT 肩屈曲：4／5，外転：4／5，外旋：3／5(図2)．

●**検査所見**　受傷10カ月，右肩周囲筋の針筋電図検査を実施した（表1）．

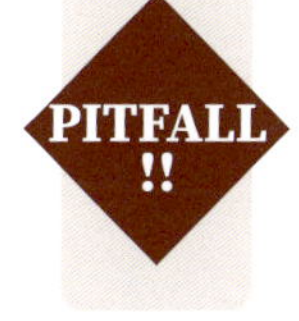

本症例が被ったような高エネルギー外傷では，ある種の腕神経叢損傷を受傷する場合がある．

病態検討

知識と経験のある医師であれば，肩への高エネルギー外傷であること，限局的な筋萎縮を

表2　受傷原因別にみた発生頻度と損傷部位

受傷原因	発生件数割合 N＝516 （文献1から）	頻度の多い 損傷部位 （文献3から）
オートバイ事故 （自動車事故）	63.6%	root trunk
労働災害	6.0%	root
高所からの転落	10.5%	trunk
リュックサック	6.6%	−
不良肢位	4.3%	−
切創／刺創／術中損傷	4.3%	trunk
ほか	4.6%	

表3　損傷部位別の発生件数（割合）

損傷部位	文献3 (India) N=106	文献4 (Canada) N=54	文献5 (France) N=420
鎖骨上	92.5%	62%	75%
鎖骨下 神経枝	7.5% −	38% −	16% 9%

3つの国の論文から作成した.

認めること，腱板断裂が否定されたことからなんらかの腕神経叢損傷を鑑別に挙げ，針筋電図検査などの精査を進め，確定診断に基づく適正なリハ治療計画が立案できていたであろう.

腕神経叢損傷といえば，バイク事故で多い牽引損傷による節前損傷（zone Ⅰ，引き抜き損傷）が有名であり，発生頻度も全体に占める割合が多く[1-3]（表2，3），「若者」「バイク事故」「牽引損傷」「上肢の重度麻痺」をキーワードに多くの医師がイメージするタイプである．救急搬送時を含む急性期でも，多くが重度の運動・感覚麻痺を呈することなどから，専門医でなくても同外傷を見落とすことは，まずないであろう.

一方，本症例が受傷した腕神経損傷は，節後損傷（zone Ⅱ〜Ⅳ，幹・索・枝レベルでの損傷）であり，全体に占める発生頻度の割合は少ない（表3）．中でも枝レベルの損傷が多いzone Ⅳでは，腋窩神経・肩甲上神経・筋皮神経の単独損傷，あるいはそれらが同時重複損傷するタイプがある[5]．本症例において最も考えられるのは，腋窩神経と肩甲上神経の2つの末梢神経枝の重複損傷である（図3）．「物事は一元的に考えよ」という鉄則もあるが，2つの末梢神経枝が1つの外傷で同時損傷するというのは，決して本症例特有ではなく，腕神経叢損傷では頻度は少ないが可能性はある.

なお，初診医は，本症例の右肩に持続した機能障害の主病態は廃用性であると判断したため，PTに対し「筋力増強訓練」を主体にしたプログラムを指示したが，確定診断は末梢神経損傷であるので不適切な指示であったといえる.

ピットフォールに至った要因

❶精神疾患の影響による訴えの乏しさ.

❷肩甲骨骨折による疼痛などで末梢神経損傷の所見がマスクされていた.

❸「骨折→局所安静→廃用性筋萎縮」の平易な病態解釈で済ませてしまった.

❹限局的な筋萎縮を診て，針筋電図検査を考慮できなかった.

❺初診医の知識不足.

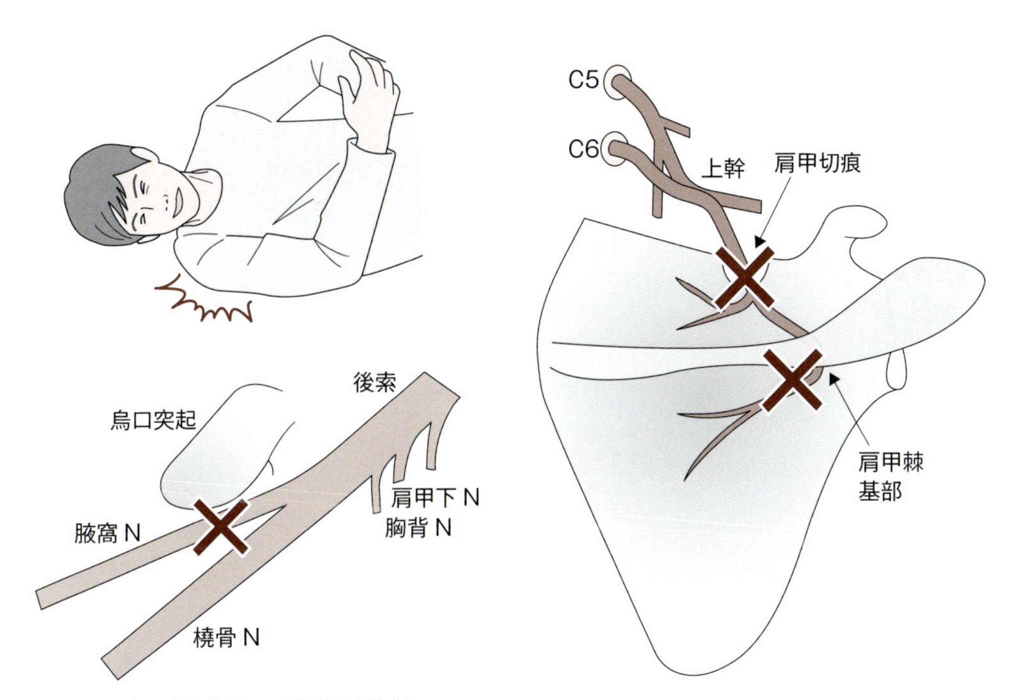

図３　提示例の神経損傷の受傷機転（推定）
損傷部位（×）は，腋窩神経では烏口突起下，肩甲上神経では肩甲切痕が考えられる．（棘上筋が正常であれば，肩甲棘基部での損傷が考えられる）

リスク回避のためにできること

肩の高エネルギー外傷を受傷した患者では，腕神経叢損傷を受傷している可能性を常に念頭に置くべきである．

POINT

1. **肩の高エネルギー外傷では，上肢挙上困難や肘屈曲困難を呈する遠位型の腕神経損傷を合併している可能性を忘れない．**
2. **見落としの要因は，同時受傷している骨折などが運動障害の原因と認識されてしまうこと．**
3. **受傷急性期では，可能性を疑い続けることが秘訣！　適切な時期を待って針筋電図検査で確認すべし！**

文献

1）中村耕三 監，織田弘美・高取吉雄 編：外傷性腕神経損傷．整形外科クルズス，第４版，南江堂，2003，pp398-403．
2）池田良輔：腕神経叢麻痺・分娩麻痺．今日の整形外科治療指針，第７版（土屋弘行・他 編），医学書院，2016，pp397-399．
3）Barman A et al：Traumatic brachial plexus injury：electrodiagnostic findings from 111 patients in a tertiary care hospital in India. *Injury* **43**：1943-1948, 2012.
4）Midha R：Epidemiology of brachial plexus injuries in a multitrauma population. *Neurosurgery* **40**：1182-1188, 1997.
5）Alnot JY：Traumatic brachial plexus palsy in the adult. Retro- and infraclavicular lesions. *Clin Orthop Relat Res* **237**：9-16, 1988.

Case 3 ラクナ梗塞・下肢単麻痺の診断でリハ紹介も実は大腿骨頸部骨折だった症例

事例 80代男性，左大腿骨頸部骨折が見落とされたままリハ紹介

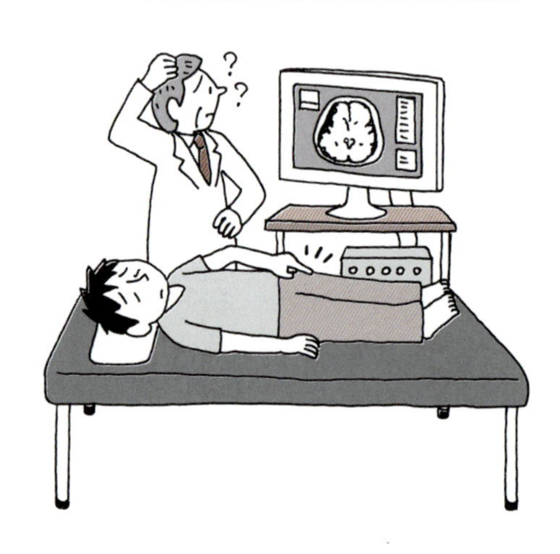

●現病歴　見当識は保たれるが意思疎通にやや支障を認めていた独居高齢者．近居の娘によれば，ある日から急に床に臥せるようになっていたようである．その数日後，意識混濁を認めたため救急搬送された．来院時，採血では脱水と炎症高値があり，胸腹部CTで肺炎像が確認された．左下肢の自動運動が不良であったが，頭部CTでは明らかな新鮮病変は認めなかった．

脱水，誤嚥性肺炎，左下肢単麻痺（ラクナ梗塞の疑い）の診断で内科入院管理となった．肺炎治療，補液により内科的状態および意識混濁は改善したが，入院1週を経過しても病室での生活活動は完全に寝たきり状態であった．入院8日目，主科より，ラクナ梗塞の疑いおよび左下肢単麻痺の病名を添え，「寝たきり状態が続くため，積極的に起立歩行訓練等を行ってほしい」との紹介文面でリハ依頼があった．

●既往歴　5年ほど前から歩行障害（原因不詳），その他の病歴は不詳．

●生活歴　近年の移動能力は，屋内は介助歩行，屋外は車椅子使用であった．バーセル指数（Berthel Index；BI）：60／100点．一人で出かけることはないが，身辺動作はほぼ自立であり，近居の娘が毎日訪問し確認を行うことで独居生活が維持できていた．

●現症　入院8日目，往診．問いかけに返答はあるが，口数少なく，反応は快活ではなかった．紹介文面にあった下肢麻痺につき診察を始めると，激しく抵抗し，苦悶の表情を示した．起居・座位も激しい抵抗のため確認不能であった．臥位状態で左下肢が呈する肢位に特徴があった（図1）．

●画像所見　同日，股関節単純X線像で，左大腿骨頸部骨折が判明した（図2）．そこで入院時の胸腹部CTを見直すと，topogramおよび骨盤部のスライスで左大腿骨頸部骨折をと

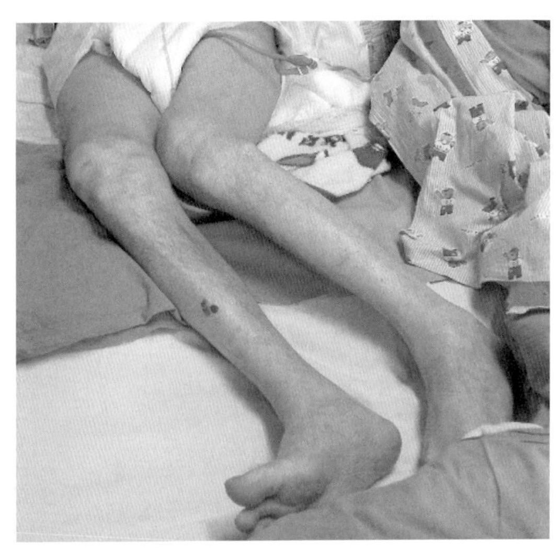

図１　リハ初診時（入院８日目）の下肢の外観
左下肢は内転内旋の肢位を呈していた．また，他動時に激痛を伴い，ほとんど動かせなかった．

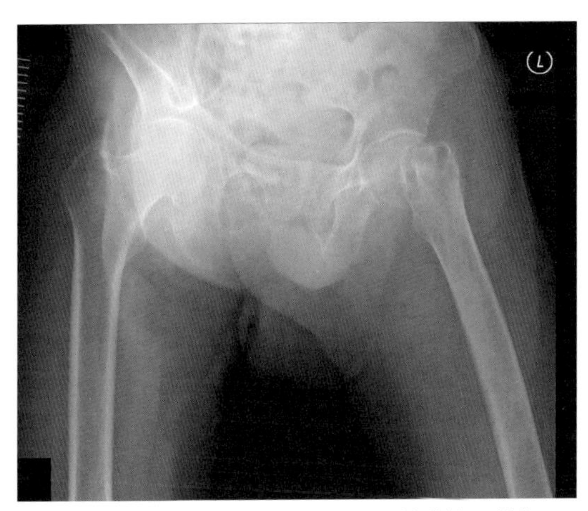

図２　リハ初診時（入院８日目）の股関節単純Ｘ線像
左大腿骨頸部骨折と診断できる．

らえていた（図３）．同 CT の放射線科医のレポートには，骨組織について一切触れられていなかった．

●**リハ処方**　見合わせ．

●**経過**　主治医に当科の見解（診断：左大腿骨頸部骨折）を伝えた．即，整形外科への相談があり，即日手術となった（図４）．術後は人工骨頭置換術後プログラムに沿った後療法（理学療法）および生活能力回復支援（作業療法）を指示した．３カ月後，受傷前の移動能力・生活能力を回復し自宅退院を果たした．

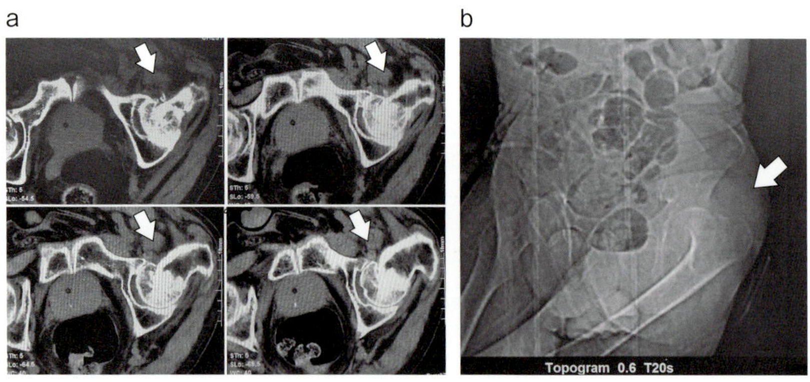

図３　入院時の胸腹部 CT から
a：左股関節のスライスが含まれており，左大腿骨頸部骨折をとらえていた．
b：Topogram でも左大腿骨頸部の異常がわかる．

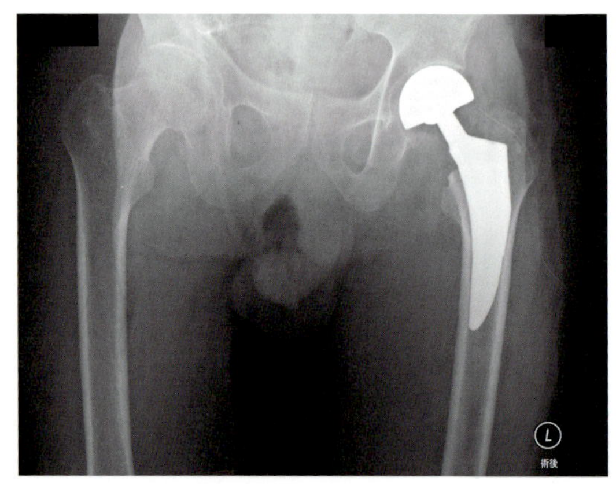

図４　手術直後の股関節単純 X 線像

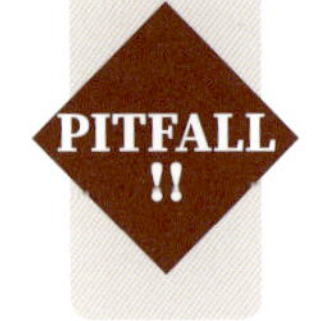

主科の紹介文面を鵜呑みにしていれば，リハ科医も骨折を見落としたであろう．その場合，処方されるリハ治療も完全に的外れとなる危険があった．

病態検討

大腿骨頸部骨折を含む大腿骨近位部骨折は，高齢者に多い骨折の代表格である．治療は専門家である整形外科医に委ねるとしても，その発見や診断は，超高齢社会において専門分野の区別なく，どの医師でもできなければならない．

多くの場合，診断は容易である．高齢者が，「転倒してから急に動けなくなくなった」とのエピソードを携えて来院され，ストレッチャーなどの担架で搬送されてくるが，動かそうとすれば極度の痛みを訴える．そのため，経験的にも骨折に気づくことができる．多いのは脊椎椎体骨折や大腿骨近位部骨折である．大腿骨近位部骨折の場合，受傷側の下肢が特徴的な肢位を呈することも診断のポイントになる（図 1）.

提示症例において，大腿骨近位部骨折が見落とされたまま，さらには誤診病名でリハ紹介に至った理由は，次のように考えられる.

ピットフォールに至った要因

❶（転倒の有無など）自ら状況説明ができない，および病歴聴取が困難な患者であった.
❷搬送時，骨折の可能性を容易に思い浮かばせるような典型的な情報や所見が乏しかった.
❸脱水，肺炎という別の病態が，救急搬送ならびに即日入院の直接理由であった.
❹内科病棟入院であり，入院目的が脱水，肺炎の治療と確定されていた.
❺主治医（内科医）に，大腿骨近位部骨折の知識不足があったと思われる．主治医は患者の下肢の診察・触診を一切していなかった．さらに，病棟看護師から「動かすと激痛を訴える」との報告を受けても，全く気づくことができなかった.
❻ CT 読影医師の見落としが重なった.

リスク回避のためにできること

このようなリハ科紹介事例があったという事実を知っておくことが大切であり，そのことにより，リハ科医の気づきの力は高まると思われる．そして，どうすれば気づくことができるのか，本事例を振り返って考えられる POINT を以下に示した.

POINT

1. 高齢者の「独居」，「病歴聴取困難」，「なぜか急に寝たきり」には，常に，何かが潜む可能性を考える.
2. 脳卒中による「下肢単麻痺」は，あり得るが高頻度ではない．紹介文面に添えられた曖昧に思われる病名には疑問をもつ.
3. 動かない肢あるいは動かさない肢は，必ず直にさわって診察をする.
4. 下肢他動時の疼痛の訴え方の程度などから，「何か変だ」と思えること.
5. 下肢の内転内旋位の肢位を診て，「何か変だ」と思えること.

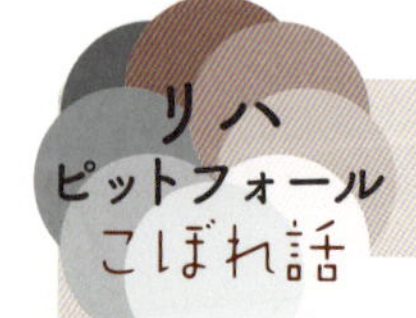

病識が乏しくキーパーソン不在の独居患者

未婚率の増加などで中高年の一人暮らし世帯が年々増加している中，生活場面での自立は可能だが病気により配慮が必要であるにもかかわらず，病識が乏しく指導が困難となるケースが散見されるようになってきた．

60歳代の独居男性が脳梗塞に伴う失語症で入院したが，右片麻痺は分離レベルで上肢も巧緻性低下程度で実用手レベルであり，ADLも入院2週間程度でほぼ自立可能となってきた．しかし重度の運動失語があり，また嚥下障害から経過中に誤嚥性肺炎を併発し，その後の評価でも不顕性誤嚥を認め，水分摂取時はとろみが必要な状態であった．仕事で自動車の運転も必要だが，高次脳機能障害の影響で事故のリスクを考慮する必要もあった．しかしいずれも本人の理解は得られず，キーパーソンも不在の状況で経過した．入院場面では食事や医学的管理面でストレスがあり，ある日「もう家に帰る」と言って，そのまま離院され自宅に戻ってしまった．そして車で出かけたため知人や警察にも介入いただいたが音信不通となり，その後も連絡が取れず退院扱いとなった．

障害に伴う生活場面での制限がついてしまう方も少なくないが，本人に病識がなく，見守れる環境にない独居でキーパーソン不在の方の無断離院・所在不明となるケースは，現代社会においては今後も増加する可能性がある．病院でできることは限られてしまうが，肺炎になったり自動車事故を起こしたりせず生活していただくことを願うばかりである．

Case 4 膝靱帯損傷が見落とされたまま交通外傷後の入院リハを過ごした症例

事例 40代女性，自動車運転中，対向車との正面衝突による下肢外傷

●**主訴**　膝症状（疼痛，違和感）による歩行能力制限．

●**現病歴**　救急搬送時，右大腿骨遠位部骨折，左膝外傷痕（救急部で打撲の診断）を認めた．同時に左片麻痺を呈しており，右半球広範囲の脳梗塞と診断された（※自動車運転中に発症した脳梗塞と考えられた）．緊急に脳腫脹に対する開頭減圧術，および骨折に対する骨接合術が施行された．術後は，覚醒レベルが不安定であったこと，右下肢が免荷指示であったことから，座位保持までの取り組みにとどまり，荷重や起立・歩行を含む離床は行えなかった．

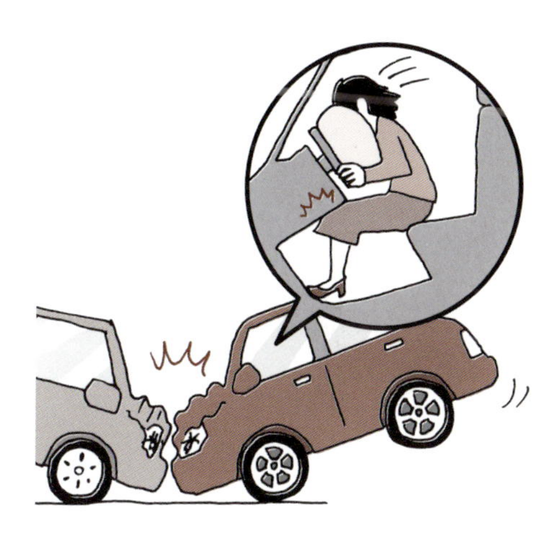

受傷1カ月半，回復期リハ病棟へ転棟した．意識清明，左片麻痺 Brunnstrom Stage 上肢Ⅲ，手指Ⅱ，下肢Ⅲであった．転棟と同時に骨折側の右下肢は部分荷重が許可され，監視介助下に起立訓練を開始した．受傷2カ月で全荷重が許可され，右下肢は荷重時痛を認めず，支持脚として速やかに健常レベルに達した．

麻痺側の左下肢は，痙性尖足を呈するため，歩行訓練を進めるにあたり短下肢装具（ankle-foot orthosis；AFO）を作成した．歩行訓練が始まると，訓練中，麻痺側の左膝に荷重時痛や違和感を訴えるようになった．安静時の訴えはなかったが，歩行訓練中の訴えは入院中持続し，その改善傾向はなかった．受傷6カ月の自宅退院時，左膝の症状を考慮し，長距離移動には車椅子を利用することになった．

受傷8カ月，生活期の外来フォロー目的で当院紹介受診となった．

●**既往歴**　特記なし．

●**生活歴**　今回のエピソードに伴い仕事は退職したが，生活費に関する懸念は不要の方であった．移動に関しては，自宅内はAFOと杖の使用で自力歩行しているが，歩行時には常に左膝の症状を伴った．外出時は車椅子を使用．ADL自立．

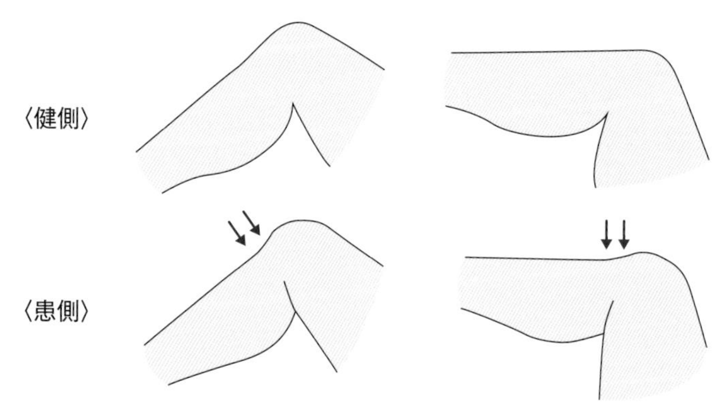

図 1　posterior sag sign
PCL 機能不全を示唆するサインで，大腿骨に対して下腿骨が後ろに落ち込む現象．ベッドサイドで評価可能．健側と比較するととらえやすい．

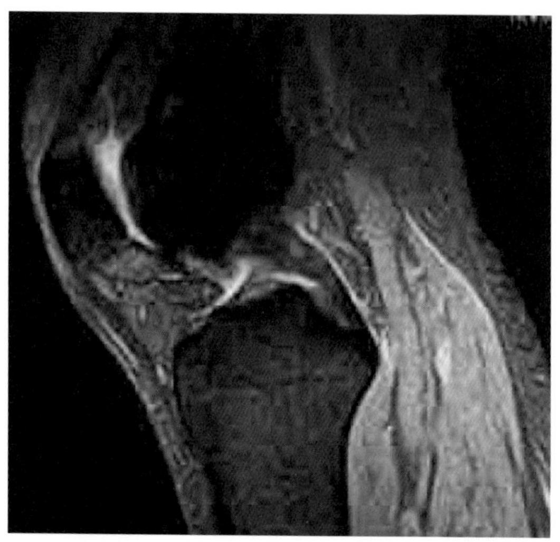

図 2　本症例の左膝（陳旧性 PCL 断裂）の MRI・T2 強調像
PCL 内が高輝度を呈し，PCL の全長像がやや不整である．靱帯の緩みを示唆する像である．

●**現症**　左膝に posterior sag sign を認めた（図 1）．

●**画像所見**　左膝単純 X 線像：特記所見なし．左膝 MRI：陳旧性後十字靱帯（posterior cluciate ligament；PCL）断裂を示唆する所見を認めた（図 2）．

●**リハ処方**　PCL 不全者用の軟性膝装具（knee orthosis；KO）（既成品）を処方した．膝関節周囲筋の筋力増強運動の実施は，麻痺側のため効果が不明であること，外来リハ通院が困難なことなどにより，断念した．

●**経過**　左膝に KO を装着した場合，歩行時に認める症状はある程度の緩和効果があり，自力歩行距離もある程度延長した．しかし，片手動作で AFO と KO の 2 つを装着する煩わしさがネックとなり，KO は不使用となった．最終的には，屋内も含め移動には車椅子を利用する生活に落ち着いた．

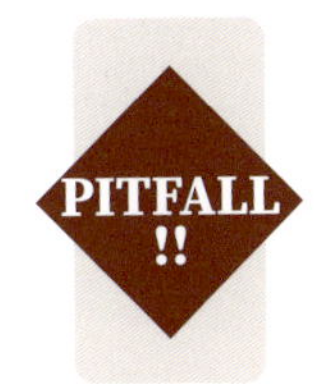

**自動車事故による外傷は，事故発生時の受傷機転の考察が重要．
考察から見当のつく下肢外傷を念頭に置けば，本症例の場合，どの時期であっても，膝靱帯損傷を疑えたはず．**

病態検討

本症例では，ダッシュボード外傷（図3）による右大腿骨骨折は当然ながら見落とされはしなかったが，同時に被った左膝の外傷が見落とされていた．

運転席・助手席にいた者が衝突時の衝撃でダッシュボードに下肢を強打した場合（ダッシュボード外傷）や，成人歩行者に自動車が正面から衝突した場合（バンパー外傷，図4），この2つは交通外傷の受傷機転として有名である．いずれも，両下肢に対して強大な外力が加わり，瞬時に骨折や靱帯損傷を起こす．救急搬送時，骨折の診断は比較的容易で見落とされることは稀だが，靱帯損傷は救急搬送時には見落とされやすいと考えられる．

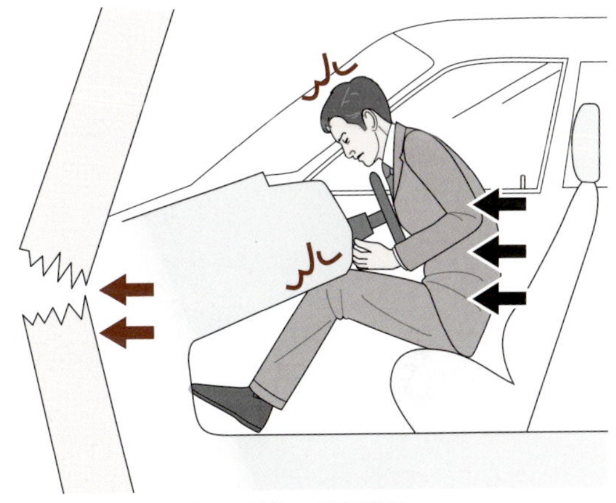

図3　ダッシュボード外傷の受傷機転
衝突時，ダッシュボード下の狭い空間で，大腿骨・膝関節・下腿に対し，前方（ダッシュボード）から瞬時に強大な外力が加わるため，高度の下肢外傷を受傷しやすい．両側同時受傷も多い．

ダッシュボード外傷では，下腿が瞬時に押し込まれた場合，膝 PCL 損傷[1, 2]を受傷することが多い．本症例の左膝はこの受傷機転であると考えられる．本症例が運転席にいて大腿骨骨折を受傷したということは，下肢にダッシュボードからの強大な外力が加わった事実を示しており，左下肢にも同じ外力が加わった可能性は高い．よって，搬送時に認めた左膝の外傷痕は，単なる表面上の軽微外傷ではなく，高度の外傷が潜んでいることを示す重要なサインであったととらえるべきである．急性期では，救命優先の状況から，骨折以外の軟部組織損傷の実態について精査を進めるのが困難であったと想像はされるが，実態が明らかになる前に「打撲」と確定することも安易とい

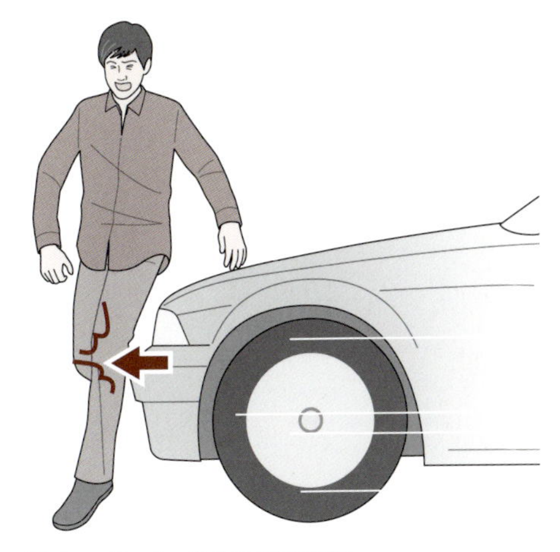

図4　バンパー外傷の受傷機転
バンパーは，成人のおよそ膝周囲高を直撃する．膝関節を中心に骨折，重度靱帯損傷を起こし得る．

わざるをえない.

なお，膝PCL断裂は安静時の症状に乏しい．単独損傷の場合，活動性の低い人では不都合なく日常を過ごせていることが多い．また，スポーツ選手など活発な人を除き，基本的に外科的修復を必要としない．本症例の膝PCL断裂は有症状であったが，麻痺側であったことが症状誘発を助長したと推察する．

膝PCL断裂例にまず推奨される膝周囲筋の増強運動は，麻痺下肢における効果が不明だが，膝PCL断裂がより早期に診断されていれば入院期間中にその効果を確認する機会は十分にあった．見落としのためにその機を逃したことは残念である．また，受傷膝に対する愛護的なケア対策（KO使用など）についても，それが有効かどうかは別とし，見落としのために無対策であったことも残念である．早期に診断され，標準的対策が早期から導入されていれば，慢性的な症状にはならなかった可能性もある．

ピットフォールに至った要因

❶多発外傷では，急性期は救命優先である．比較的診断の容易な骨折は別とし，瀕死・救命優先の状況の中，生命に影響のない靱帯損傷の検索が丁寧に進められるとは考え難い[3]．

❷本症例に携わった急性期・回復期のどの医師も，受傷機転から下肢外傷の見当をつけるという診断思考ができなかった．

❸膝PCL損傷を鋭敏にとらえるMRIは，診断に大変有用だが，回復期病棟入院中のMRI撮影は，医療制度上，施設側が消極的である．

リスク回避のためにできること

交通外傷例で膝周囲の外傷痕を認めた場合，要注意である．骨折がなくても靱帯損傷の可能性があるため，それが否定できるまで念頭に置くべきである．posterior sag signは，膝PCL断裂のスクリーニングに有用であり，また判定も比較的容易であり，リハ入院中の確認はいつでも可能である．

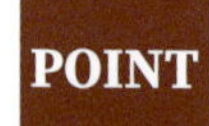

1. 交通外傷による膝周囲外傷では，骨折が否定され，かつ表面上軽微にみえたとしても，重度の靱帯損傷を否定できるまでは「打撲」で片づけてはいけない．
2. 安静臥床の多い急性期では，運動時症状を主とする膝の靱帯損傷は，症状が沈黙している可能性が高い．
3. 交通外傷に起因する有名な下肢の外傷（ダッシュボード外傷，バンパー外傷）を理解しておくと，臨床家として有利である．
4. 膝PCL損傷を甘くみない．

文献

1）Janousek AT et al：Posterior cruciate ligament injuries of the knee joint. *Sports Med* **28**：429-441, 1999.
2）Kannus P et al：Injuries to the posterior cruciate ligament of the knee. *Sports Med* **12**：110-131, 1991.
3）Zuhosky et al：A retrospective review of the incidence and rehabilitation outcome of concomitant traumatic brain injury and ligamentous knee injury. *Arch Phys Med Rehabil* **79**：805-810, 1998.

Case 5 予期せぬ肺塞栓で心肺停止にまで至った症例

事例 50代男性，リハ中の突然の意識消失

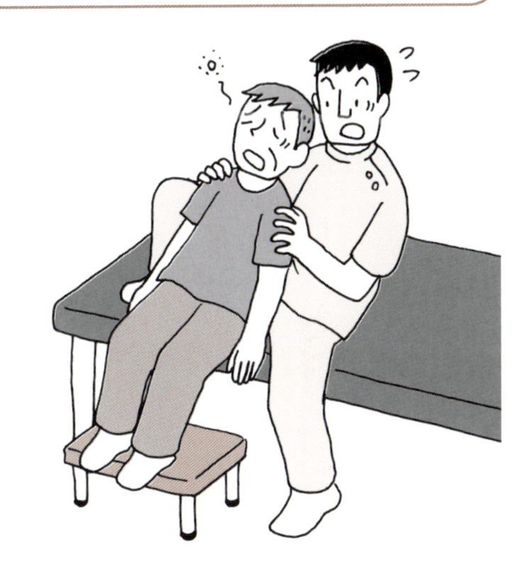

●**主訴**　意識消失.

●**病歴**　右片麻痺を主訴に当院救急搬送．頭部CT（図1）にて左視床出血を認め入院．発症時から意識は清明であったが右片麻痺は発症時上下肢ともにBrunnstrom Stage Ⅰの弛緩性麻痺で重度感覚障害を伴っていた．入院時心電図（図2）ではリハ実施にあたり特に問題は認めず，血液生化学的検査でも脂質異常症以外は特記すべき所見は認めなかった．発症翌日の頭部CTでは明らかな血腫の増大を認めなかったため，リハ（理学療法・作業療法・言語聴覚療法）を開始．本人にもリハへの意欲があったため積極的に離床を進め，発症6日目で長下肢装具採型と順調であった．ただし嚥下障害は発症当初から認め，段階的摂食嚥下訓練を行う際，とろみの水分摂取に拒否があり，入院経過中の水分摂取量は少なめの印象があった．発症14日目には全身状態は落ち着いており，回復期病院への転院調整を始めていた．発症16日目は「朝から暑い」とか「トイレが近い」といった訴えはあったが，朝のバイタル測定結果では血圧・脈拍・体温など特に問題なく，午前中に理学療法訓練を行った．訓練開始直後から疲れを感じているようだったため，座位レベルの訓練を中心に行っていたが，突然意識が消失し眼

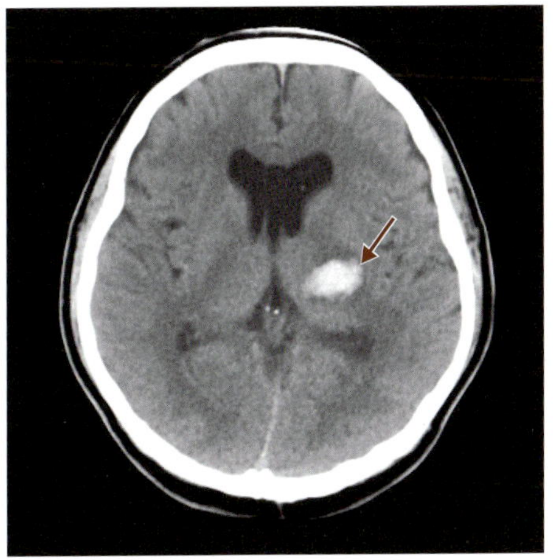

図1　初診時の頭部CT
左視床に血腫を認め，一部左内包後脚を巻き込んでいる.

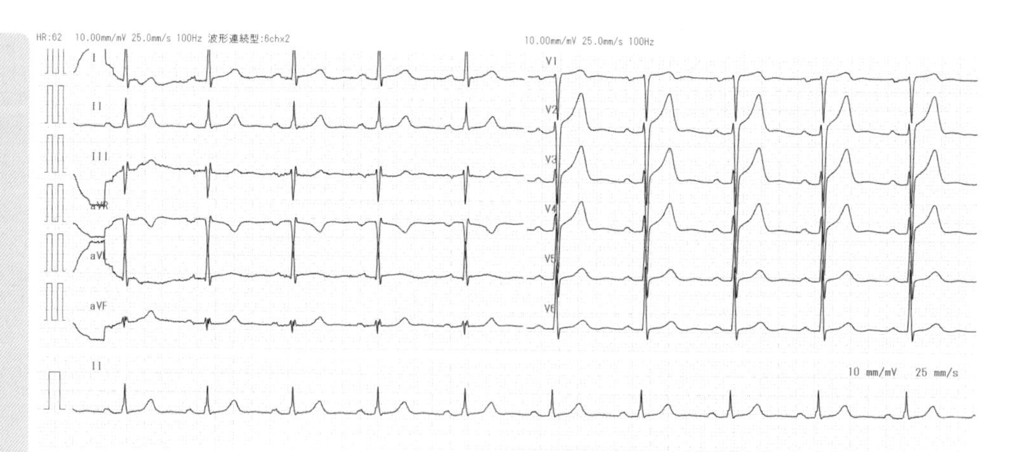

図２　入院時心電図

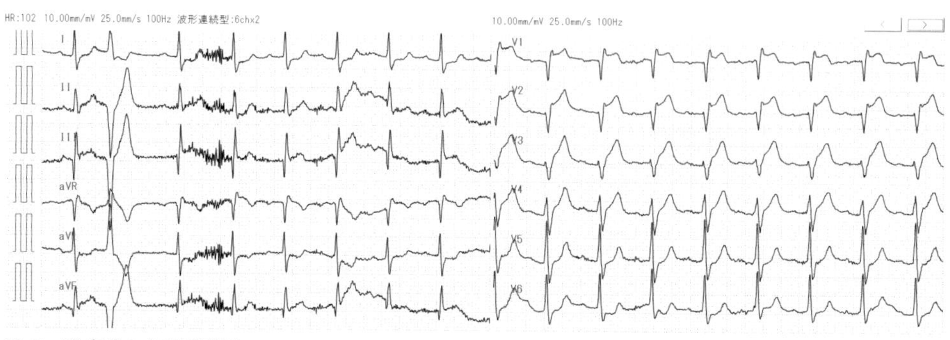

図３　発症時の心電図所見

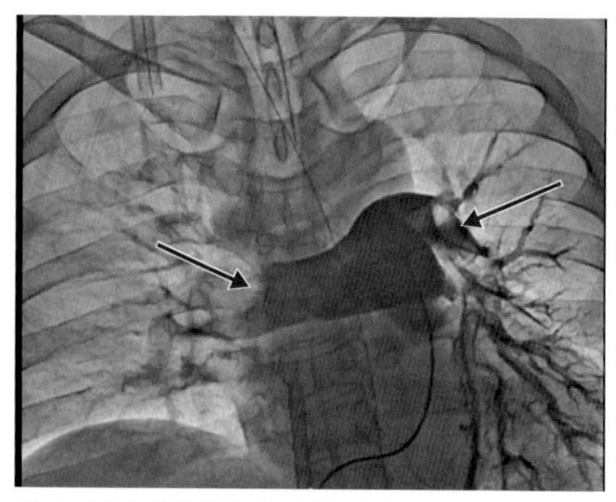

図４　発症後実施した肺動脈血管撮影
肺動脈撮影にて両肺動脈が描出されず．

球上転．失禁もみられ，血圧も低下（80/50 mmHg）．心原性ショックの状態から循環器疾患の可能性を考え，スタッフを集め病棟に戻る．意識消失は一時改善されたものの，その後も血圧低下，酸素化不良もあり，心電図（図３）や心エコーでは左室も akinesis な状態

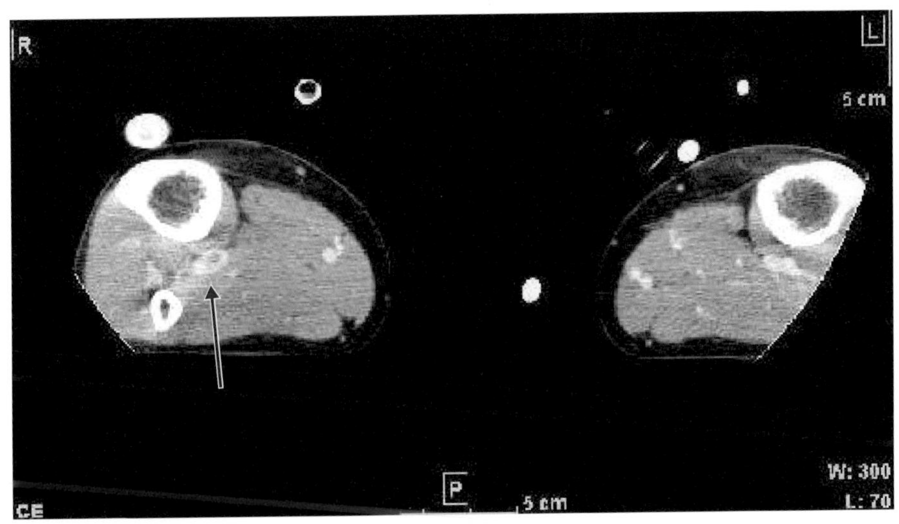

図５　発症後の下肢 CT
右下腿に深部静脈血栓を認める．

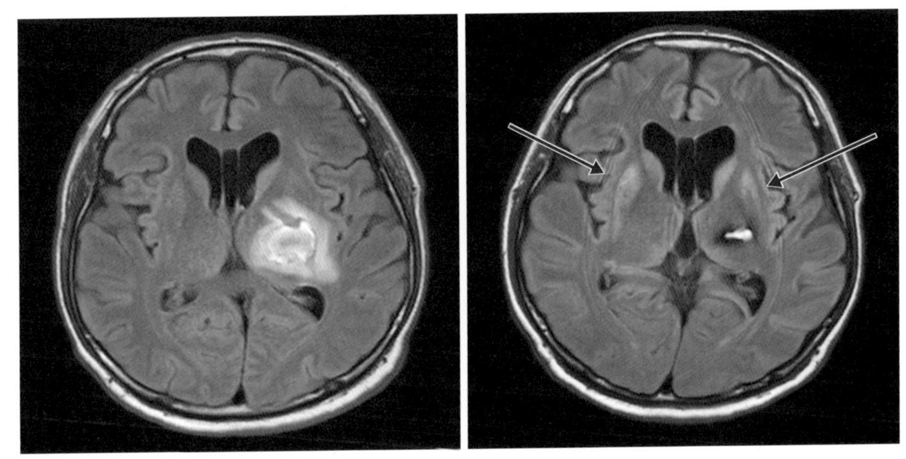

図６　発症前および発症後の MRI 画像
血腫は吸収傾向にあり，経過中抗凝固療法を実施したが，明らかな出血は認めず，両側の基底核に FLAIR で高信号を認め，低酸素に伴う変化を認めた．

であった．虚血性心疾患のみならず肺塞栓も疑われたため，救急外来に搬送し救急科・循環器科医師に対応いただく．救急外来で対応中に心肺停止状態となり心肺蘇生法(cardiopulmonary resuscitation；CPR)を開始．呼吸循環維持のため挿管され，経皮的心肺補助(percutaneous cardio-pulmonary support；PCPS)導入のため，緊急カテーテル検査を施行．肺動脈血管撮影時に両肺動脈主幹部塞栓を認めた(図４)．血栓溶解は脳出血急性期であったため実施せず，血栓吸引などの治療を行い肺動脈血流の一部改善がみられた．CT にて右下腿に静脈血栓を認めたため(図５)，抗凝固療法を開始．また脳保護目的にて低体温療法も併用．その後の経過中低酸素脳症の影響と考えられる変化は認めたが，明らかな脳出血再発・増悪は認めなかった(図６)．

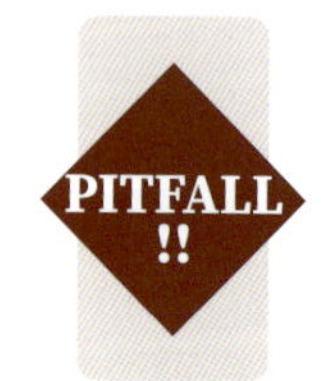

早期離床が進み，回復期病院転院調整中であり，全身状態も特に問題を認めなかったため，リハを実施したが，脱水など肺塞栓のリスクを考慮しておらずリハ中に肺塞栓を発症させてしまった．

病態検討

肺塞栓の原因の多くは深部静脈血栓であるが，静脈血栓症の原因としてはVirchowが提唱した血流停滞・血管内皮障害・血液凝固能亢進の3つが広く知られており，脳卒中急性期であれば，安静臥床による血流うっ滞，脱水などによる凝固能異常などで発症する危険性が高いとされている．今回麻痺側である右下腿の深部静脈血栓が原因でリハ中に肺塞栓を発症しており，下肢麻痺を危険因子として強く認める従来の報告に該当する（表1）[1]．また本症例では急性期より脱水傾向を認めていたことから（表2・D-dimerの値より），凝固能異常などが生じていた可能性も考えられた．

ピットフォールに至った要因

❶脳出血急性期における深部静脈血栓症の発生率は8.8～40.4％との報告があり[2]，「脳卒中治療ガイドライン」においても高血圧性脳出血の合併症治療として深部静脈血栓症および肺塞栓症の予防に関する推奨が記載されている（表3）[3]．弾性ストッキング単独の予防効果はなく，早期離床，積極的な運動による予防が期待される．

❷本症例ではリスクを考慮して下肢麻痺に対して早期離床を行っていたが，急性期管理では離床時間に比して臥床時間が長くなりがちである．その際には間欠的空気圧迫法などが推奨されるが，臨床場面では煩雑さや早期離床励行から予防法併用などはあまり行われない．ま

表1　付加的危険因子の強度

危険因子の強度	危険因子
弱い	肥満 エストロゲン治療 下肢静脈瘤
中等度	高齢 長期臥床 うっ血性心不全 呼吸不全 悪性疾患 中心静脈カテーテル留置 がん化学療法 重症感染症
強い	静脈血栓塞栓症の既往 血栓性素因 下肢麻痺 ギプスによる下肢固定

た脳出血患者では原疾患の再発・増悪のリスクを考慮し，抗凝固療法も実施せず経過することが多い．

❸経過中に下肢の状態を適宜チェックし，必要に応じて血液検査やエコーなどを行うことが予防策導入につながる．しかし本症例のように重度感覚障害から疼痛などを認めず，さらに元々努力家で頑張る性格から疲労などがあっても我慢して活動し，訴えも乏しいことが原因で見落としてしまった可能性が考えられた．

表2　入院時および発症時以降の血液・生化学検査

検査項目	入院時	発症時	発症翌日	発症1週間
総蛋白	7.8	7.2	7.2	6.0 L
AST(GOT)	24	22	545 H	391 H
ALT(GPT)	31	28	503 H	412 H
LD(LDH)	185	202	1274 H	1013 H
CK(CPK)	79	110	263 H	489 H
尿素窒素（BUN）	13	12	17	11
クレアチニン（Cr）	0.55	0.69	1.02 H	0.52
ナトリウム（Na）	139	137	136	141
カリウム（K）	3.9	4.3	3.8	3.5 L
クロール（Cl）	102	104	98	106
C反応性蛋白（CRP）	0.2	1.5 H	1.7 H	6.4 H
*白血球数	4560	7740	12970 H	9320 H
*赤血球数	574 H	542 H	532	516
ヘモグロビン量	16.2	15.2	15.0	14.5
ヘマトクリット値	46.7	44.9	43.5	41.6
血小板数	23.8	30.6	27.5	20.7
D-dimer	0.1	12.6 H	79.3 H	22.6 H

表3　高血圧性脳出血の合併症治療
深部静脈血栓症および肺塞栓症の予防

推奨

脳出血急性期の患者で麻痺を伴う場合，間欠的空気圧迫法により深部静脈血栓症および肺塞栓症を予防することが勧められるが（グレードB），弾性ストッキング単独の深部静脈血栓予防効果はないため行わないよう勧められる（グレードD）．

間欠的空気圧迫法が行えない患者においては，抗凝固療法を行うことを考慮しても良い（グレードC1）

（日本脳卒中学会脳卒中治療ガイドライン委員会，2015）[3]

リスク回避のためにできること

下肢麻痺患者においては，常に深部静脈血栓症の発症リスクがある点を考慮し，疼痛や腫脹などの自覚症状が乏しくても，他覚的な臨床評価やD-dimerを含めた血液検査・下肢血管エコー検査などを実施することが求められる．

また，嚥下障害などにより，飲水が進まないケースは脱水の危険性を考慮して，適宜脱水に伴う身体面での変化や血液・尿検査などで経過を追うことが求められる．

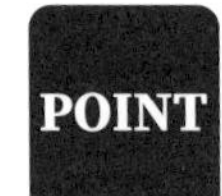

1. 離床・活動が進む時期こそ深部静脈血栓に伴う肺塞栓に要注意！
2. 嚥下障害で水分摂取が進まないケースなどは，脱水の可能性を念頭に置いたリスク管理を！
3. 回復期病院転院に際しては，急性期病院退院までにD-dimer評価などのスクリーニングを実施しておく．

文献

1）肺血栓塞栓症/深部静脈血栓症（静脈血栓塞栓症）予防ガイドライン作成委員会：総論－深部静脈血栓症．肺血栓塞栓症および深部静脈血栓症の診断，治療，予防に関するガイドライン（2009年度改訂版），メディカルフロントインターナショナルリミテッド，2009，pp4-5．

2）松下展久，宇野昌明：脳出血の治療，脳出血急性期の治療，深部静脈血栓症および肺塞栓症の予防．脳卒中学，日本臨床 **72**：327-330，2014．

3）日本脳卒中学会脳卒中治療ガイドライン委員会：高血圧性脳出血の合併症治療　深部静脈血栓症および肺塞栓の予防．脳卒中治療ガイドライン2015，協和企画，2015，pp149-150．

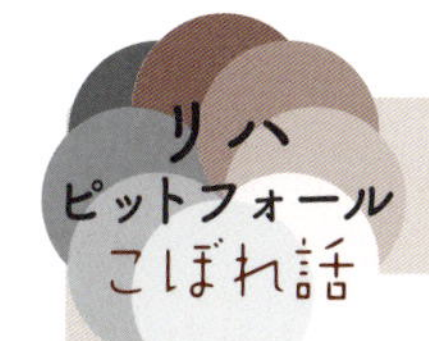

ピットフォールをもう１つ

その方は 60 代の男性です.

仕事中 11 m の高さから転落し，骨盤骨折とそれに伴う馬尾神経障害による不全対麻痺を受傷し，観血的骨接合術後 5 週目にリハ目的に転院してきました.

術後 14 週に ADL 場面で両ロフストランド杖歩行をするようになったのですが，術後 15 週に左側を下に転倒し，明らかな骨折はないものの，左上下肢の筋力低下を認めました．その後，頭部 CT で midline shift を伴う右慢性硬膜下血腫が判明し，緊急手術となりました.

転落した際も今回の転倒も頭部を打撲していませんが，転落した際の強い外力によって硬膜下血腫が生じたものと思われます.

前医の搬入直後の頭部 CT では明らかな急性硬膜下血腫はなく，頭部打撲もないことから，私はすっかり大丈夫だと思い込み，当院入院中は頭部 CT のフォロー検査をしていませんでした．今，搬入直後の頭部 CT を見直すと，もしかしたらこれか？というあやしい所見があり，転院後早々にフォロー CT を撮っていれば緊急手術にはならなかったかも……と反省しています.

私は雪国の病院に勤めており，毎年屋根の雪下ろし中の転落事故で椎体や下肢骨折を受傷し，リハ目的に転院される患者を経験します．その方々の中に，今回の症例のように骨折だけでなく，慢性硬膜下血腫を伴う方も少なからずいらっしゃいます.

転落による骨折は骨折部だけでなく，頭部にも注意しなければいけないと自戒の念を込めて紹介させていただきます.

Case 6 搬入時のＸ線像で骨折が判別しにくかった症例

事例 80代女性，起床時からの左大腿痛

●**主訴**　左大腿内側痛．

●**現病歴**　起床時，左大腿内側につったような痛みが出現して歩行不能になり，当院に救急搬送．前日の転倒や捻挫のエピソードはなし．搬入時は左下肢を曲げているほうが楽で伸展ができないと屈曲位をとっていた．鎮痛薬服用後伸展できるようになったが，運動時の左股関節痛を認めた．

入院第３病日，整形外科医より単純Ｘ線で有意な所見がないため疼痛自制内の介助歩行リハが許可された．

●**既往歴**　特発性器質化肺炎（プレドニゾロン 20 mg/日），アルツハイマー型認知症．

●**生活歴**　娘夫婦と３人暮らし，日中独居．伝い歩き，要介護１でデイサービスを週２回利用．

●**現症**　意識清明，改訂長谷川式簡易知能評価スケール（Hasegawa dimentia rating scale-revised；HDS-R）：19／30，両下肢筋力低下（特に左下肢近位筋の筋力は MMT：3／5，その他：4／5），開脚立位１分程度可能．

●**画像所見**　搬入時股関節単純Ｘ線写真：明らかな骨折を認めない（図 1a）．CT：骨粗鬆症変化を認めた（図 1b）．

●**リハ経過**　トイレ移動は車椅子護送で移乗動作は軽介助であった．

第５病日より PT による起立・歩行訓練を開始したが，左股関節の運動痛を認めた．第９病日では疼痛が増悪したことにより歩行不能となり，第 10 病日改めて単純Ｘ線検査，CT 検査を行ったところ，左大腿骨頸部骨折が判明（図 2a，b）．第 12 病日手術目的に転院となった（図 3）．

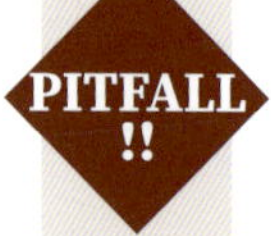

搬入時の画像所見で骨折を否定してしまったために，歩行訓練が開始され疼痛が増悪，骨折が進行してしまった．

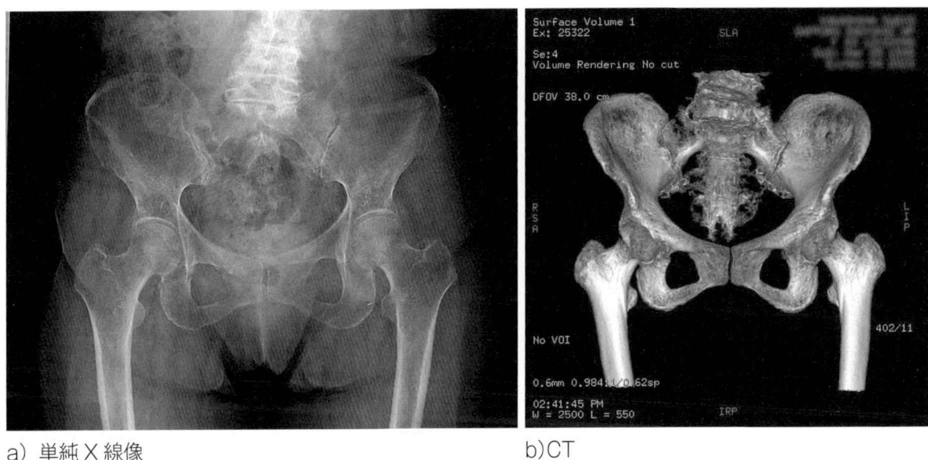

a) 単純Ｘ線像　　b)CT

図１　搬入時
明らかな骨折を認めない.

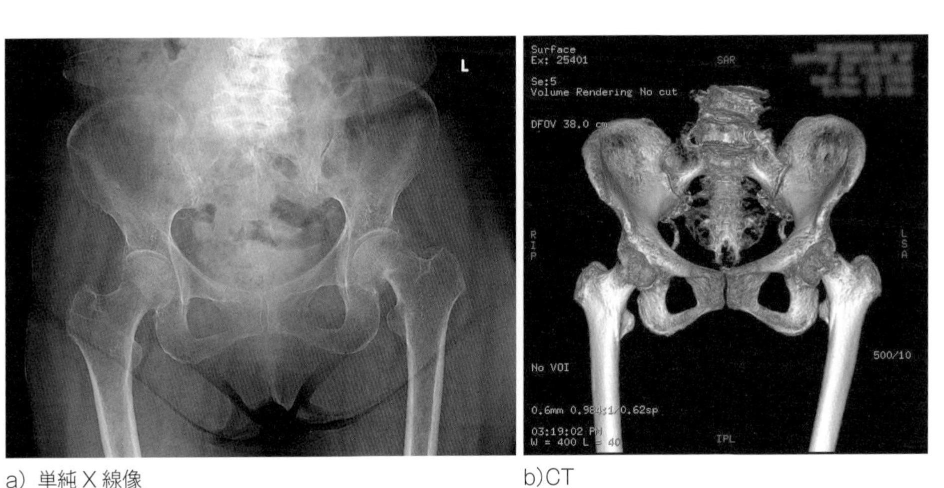

a) 単純Ｘ線像　　b)CT

図２　第10病日
転位した左大腿骨頸部骨折を認める.

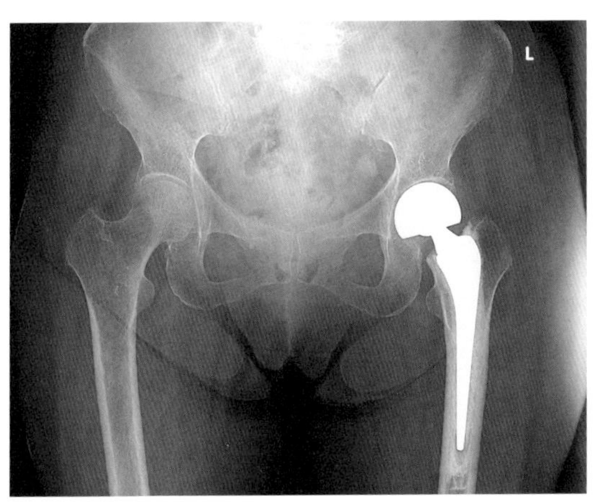

図３　術後単純Ｘ線像

病態検討

特発性器質化肺炎でプレドニゾロン20 mg/日の治療を受け，治療開始から半年も経過していたが，骨密度は未評価で，骨粗鬆症治療薬は投与されていなかった．

初診時の単純X線像とCTでは骨折は明らかではなかったが，第10病日の再検査で転位のある骨折として顕在化している．振り返って初診時のCTをみると骨頭に非常に粗になった部分を認め，Garden I型の大腿骨頸部骨折が立位負荷をかけるうちに完全骨折に進んでしまった可能性があった．

また，改めて看護記録を確認したところ左大腿に軽度の内出血があるという記載があり，この内出血と骨折を関連付けられれば再検査を早期にできた可能性があった．

ピットフォールに至った要因

❶搬入時単純X線像，CT像にて骨折が顕在化しておらず，転倒のエピソードもなかったことから，骨折が否定的であった．

❷鎮痛剤により疼痛が緩和されたために，最初のうちは介助歩行ができていた．

❸ステロイド治療開始から半年も経過していたが，骨密度未評価で骨粗鬆症治療薬が投与されておらず，脆弱性骨折のリスク認識が弱かった．

リスク回避のためにできること

ガイドラインでは大腿骨頸部／転子部骨折の単純X線検査による正診率は98.1%／96.7%とある．また，他の文献でも不顕性骨折は1.9～4.7%との報告がある．股関節周辺骨折を疑うが，単純X線像で診断できない場合に，4～24時間以上経過してからMRI検査を実施する，72時間以上経過してから骨シンチグラフィーを撮影する，繰り返し単純X線像でチェックすることも有用である．

今回の症例では，特発性器質化肺炎で連日プレドニゾロン20 mgを服用しているにもかかわらず，骨粗鬆症薬は投与されていなかった．脆弱性骨折のリスクのある患者では骨密度を測定し，骨粗鬆症薬の投与を検討する．

重度の骨粗鬆症では重いものを持つ，高いところからの着座だけで腰椎圧迫骨折を受傷することもあることから，骨粗鬆症のある患者のリハで疼痛の悪化があればリハを中止する．

骨折がはっきりしなくても皮膚の色調変化があれば次の検査まで荷重制限を行う勇気も必要である．

POINT

1. 単純X線像でわかりにくい骨折疑い患者にはMRI画像を撮る．
2. 体動により疼痛が悪化した場合は骨折を疑い再検査する．
3. 経口ステロイド投与を3カ月以上受けている，あるいは受ける予定の65歳以上の症例は薬物利用開始を検討する（図4）．

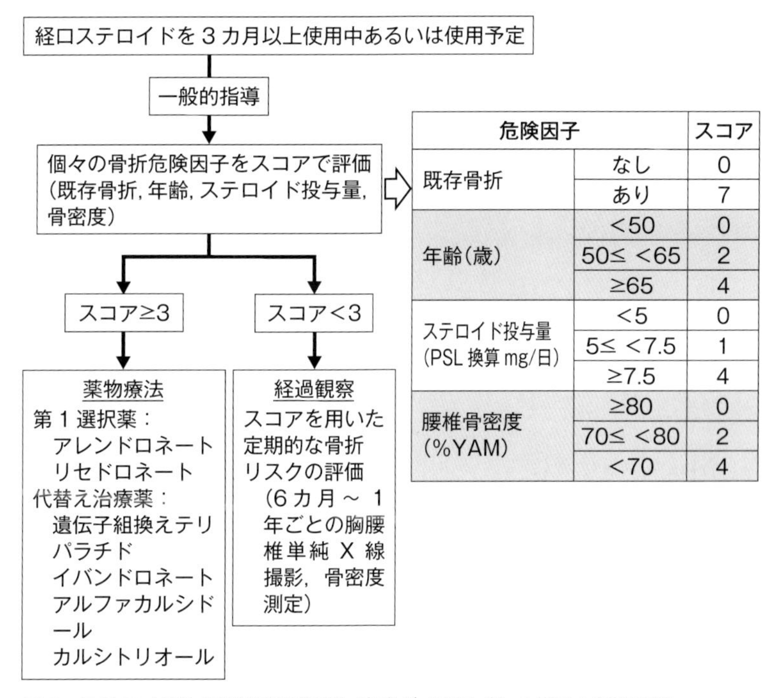

危険因子		スコア
既存骨折	なし	0
	あり	7
年齢（歳）	<50	0
	50≤ <65	2
	≥65	4
ステロイド投与量（PSL換算mg/日）	<5	0
	5≤ <7.5	1
	≥7.5	4
腰椎骨密度（%YAM）	≥80	0
	70≤ <80	2
	<70	4

図４　ステロイド性骨粗鬆症の管理と治療ガイドライン：2014年改訂版
（日本骨代謝学会，ステロイド性骨粗鬆症の管理と治療ガイドライン改訂委員会，2014）[4]

文献

1）日本整形外科学会診療ガイドライン委員会，大腿骨頚部/転子部骨折診療ガイドライン策定委員会 編：大腿骨頚部/転子部骨折診療ガイドライン改訂第２版．南江堂．2016，pp63-72.
2）大橋禎史・他：大腿骨近位部骨折における不顕性骨折の頻度．骨折 **35**：624-627, 2013.
3）Suzuki Y et al：Guidelines on the management and treatment of glucocorticoid-induced osteoporosis of the Japanese Society for Bone and Mineral Research：2014 update. *J Bone Miner Metab* **32**：337-350, 2014.
4）日本骨代謝学会，ステロイド性骨粗鬆症の管理と治療ガイドライン改訂委員会 編：ステロイド性骨粗鬆症の管理と治療ガイドライン：2014年改訂版，大阪大学出版会，2014，pp17-33.

Case 7 転倒受傷後，脊椎圧潰が進行した破裂骨折の症例

事例 80 代女性，転倒による腰痛

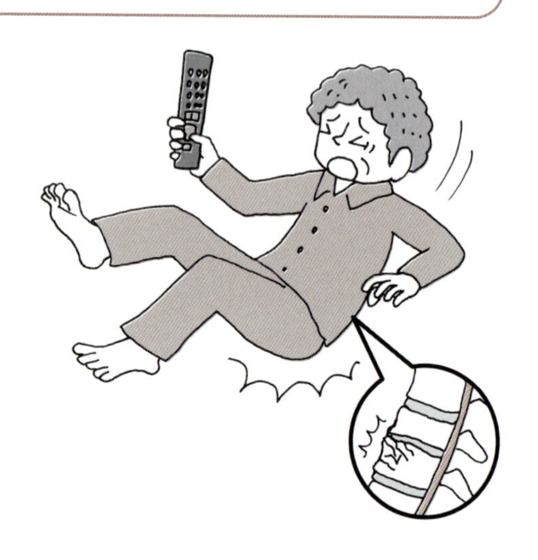

●**主訴**　腰痛.

●**現病歴**　起床時，床のリモコンを取ろうとして尻もちをついた際，腰が「バキッ」と鳴った気がした．その後腰痛のため体動困難となり当院救急外来搬送．両側仙腸関節付近，L4/L5 付近に圧痛を認めた．腰椎単純 X 線像（図 1），骨盤 CT 像（図 2）では明らかな骨折なし．救急外来担当医の処方した鎮痛薬にて歩行可能となり帰宅．翌日より腰痛が再燃し歩行困難となった．トイレへの移動が困難で，床上排泄の状態．体動時は叫び声を上げるほど疼痛が強かったため，生活継続できず 4 日後，再度当院に救急搬送され救命科入院となった．入院第 3 病日，主科よりリハ科依頼された．

●**既往歴**　狭心症，変形性膝関節症.

●**生活歴**　30 代の息子と 2 人暮らし．日中独居．杖，装具なく歩行可能．家事含めて生活周囲動作すべて自立.

●**現症**　意識清明．胸腹部異常所見なし．両側仙腸関節，L4/L5 付近に圧痛．四肢 MMT：5／5．感覚障害なし．深部腱反射異常なし．排泄コントロール障害なし.

●**画像所見**　初診時（外来）腰椎単純 X 線像：明らかな脊椎骨折を認めない（図 1）．初診時骨盤 CT：骨盤輪は維持され，骨折所見なし（図 2）.

●**リハ処方**　主科からリハ科への依頼内容は「痛みの範囲内で歩行を許可します」であった．リハ科医診察時，意識清明，両下肢運動障害なし．感覚障害なし．腱反射亢進なし．膀胱直腸障害なし．自宅での腰痛は，体動時大声で叫ぶほど強く，這ってわずかに移動できる程度，床上排泄であったと自ら説明可能．そのため診察時は抗重力位をとらず，臥位での診察とした．診察を終了しようとした際，「でもさっき看護婦さんと歩いたんだよね」とのこと．自宅での体動困難なほどの疼痛と，入院後，軽介助歩行可能であったという症状に乖

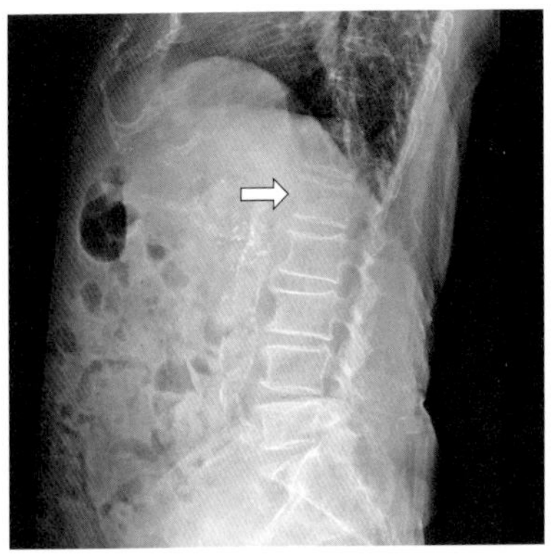

図１　初診時単純Ｘ線側面像
椎体の楔状変化はないものの，L1 椎体骨皮質の不整を認める．

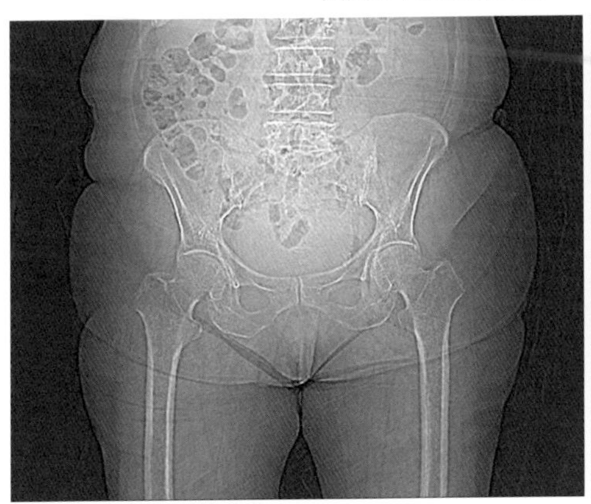

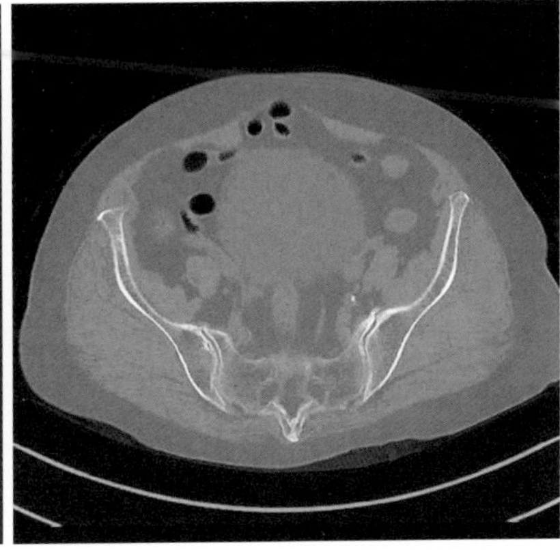

図２　初診時 CT 撮像範囲
疼痛を訴える部位として骨盤 CT を施行している．撮像範囲に骨折は認められない．

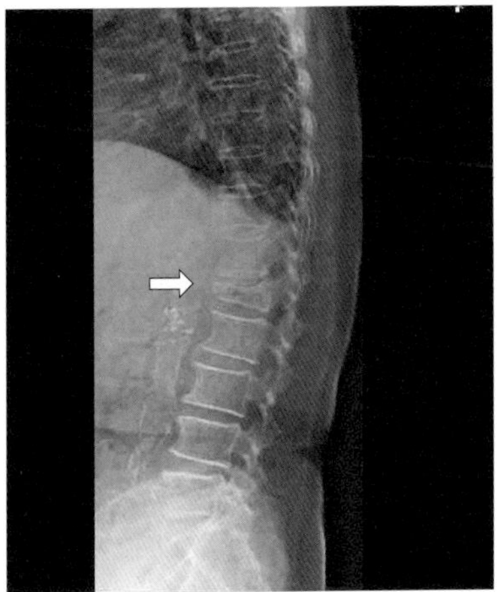

図３　入院４病日 単純Ｘ線側面像
L1 椎体の圧潰が明らかになっている．

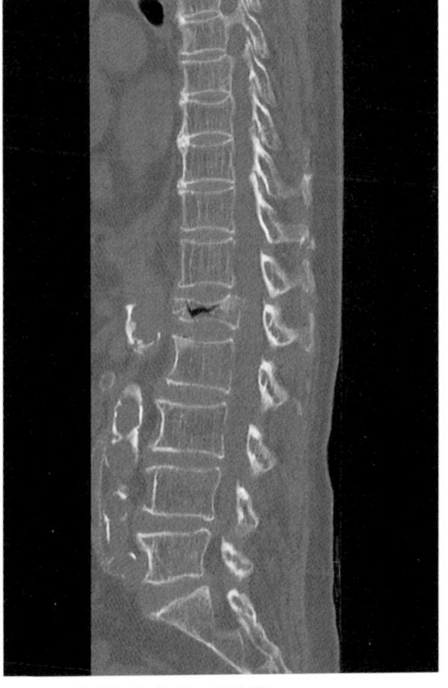

図４　入院４病日 CT 像
L1 破裂骨折．

離を認めた.

理学療法処方：腰痛回避脊椎保護の基本動作指導より開始．疼痛悪化のない範囲で段階的離床を進める．ゴールは独歩再獲得.

●**リハ経過**　リハ科医診察日，リハ処方日は日曜日であった．その翌日に整形外科を受診予定であった．入院第 4 病日，整形外科受診後単純 X 線（図 3），CT（図 4）再検，L1 破裂骨折の診断となり，硬性コルセットを処方された．床上にて四肢筋力維持より開始し，コルセット完成後歩行可能となり，歩行器歩行にて回復期リハ病院に転院となった.

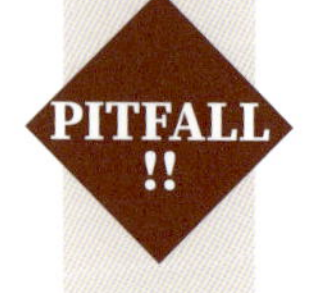

主科外来初診時に骨折を見つけられず，自宅生活にて骨折が悪化．リハ依頼後も気づかず歩行許可のリハ処方をしてしまった.

病態検討

初診時に指摘されなかった L1 椎体の圧潰所見が入院 4 日後の X 線像にて明らかになっている．振り返って初診時の画像を参照すると，椎体圧潰は進行していないものの，L1 椎体の骨折を認める（図 5）．自宅生活していた 4 日間で圧潰が進行してしまった．入院後も，整形外科にて L1 破裂骨折と診断されるまで，看護師，理学療法士の介助で病室内トイレ歩行していた．第 11 病日の MRI（図 6）では L1 破裂骨折部位の硬膜囊が圧排されており，神経症状が生じてもおかしくない状態であった.

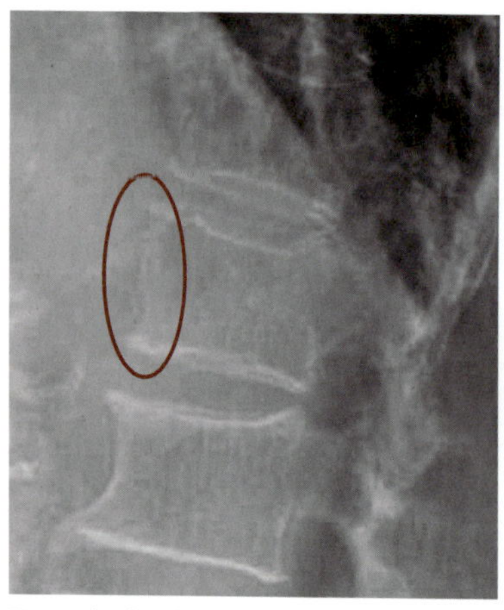
図 5　初診時単純 X 線側面像
L2 椎体と比較すると，L1 椎体皮質の不整がわかりやすい.

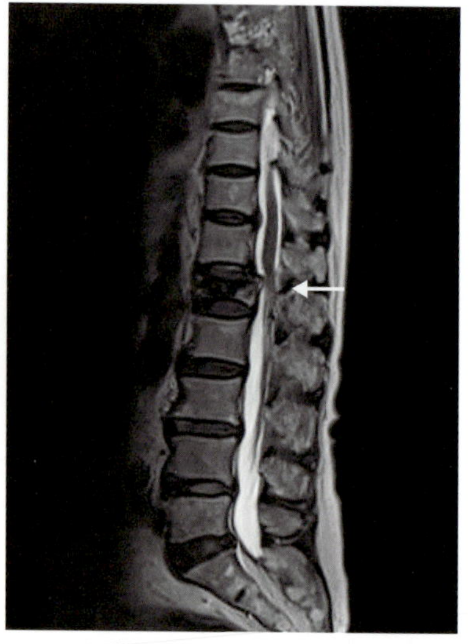
図 6　入院 11 病日 MRI T2 強調画像
L1 破裂骨折部位は硬膜囊の圧排を認める.

ピットフォールに至った要因

❶外来初診時X線像，CT像にて疼痛を訴えた両側仙腸関節，L4/L5周囲の骨折が否定されており，骨傷はないものと思い込んでいた．

❷鎮痛薬内服，外用にて腰痛が軽減したため，帰宅可能と判断された．

❸入院時も，鎮痛薬使用により軽度の腰痛で介助歩行可能であったため，コルセットなしで歩行実施していた．

リスク回避のためにできること

初診時使用した鎮痛薬効果減弱後，自宅で再発した腰部激痛エピソードは，単純な急性腰痛として片付けられない．意識清明で家事動作も自立していた女性患者が，体動時に叫び声を上げるほどの腰痛となり，30代の息子が床上で排泄介助していた．このエピソードと，入院後の疼痛コントロール下，看護師と軽介助歩行が可能な状態では重症度に明らかな乖離を認める．

疼痛部位の周辺構造，特に圧迫骨折好発部であるTh11からL2にも注意を払い，急性期骨折の疑いをもつことができれば，理学所見，X線所見を再確認し，歩行許可のリハ処方に至らずに済んだ（表）．また，初診時のX線像読影が困難であった場合も，翌月曜日に整形外科医にコンサルトするまで，歩行許可をしない判断も有り得た．

表　脊椎圧迫骨折診断のポイント

1．起居動作時の激しい痛みについて検索を進める
2．脊椎圧迫骨折の好発部位（Th11-L2）について理解する 高齢者はL4/L5付近を痛がるので騙されてはいけない[1]
3．握りこぶしで近くから叩き，鋭い痛みの有無を確認[2]
4．X線では椎体前方の骨皮質不整に注目[3]

POINT

1. **疼痛周辺部位の隠れ骨折に注意！**
2. **自覚症状の経過と，現症との乖離を見過ごさない！**

文献

1）林 寛之：見逃しやすい骨折とは？ Part1.Dr. 林の当直裏御法度，第2版，三輪書店，2018，pp94-97.

2）Langdon J et al：Vertebral compression fractures-new clinical signs to aid diagnosis. *Ann R Coll Surg Engl* **92**(2)：163-166, 2010.

3）斉藤 究：見逃しやすい骨折の転機と鑑別のポイント．レジデントノート **12**(5)：822-828，2010.

Case 8 完全麻痺の下垂足，その後急速に回復した脳出血の症例

事例 70 代男性，右下垂足

●**主訴**　右足首の脱力.

●**現病歴**　昼過ぎに一人で散歩に出かけたが，路上に倒れているところを通行人に発見され当院に救急搬送された．意識レベルは Japan Coma Scale（JCS）：Ⅰ-2 でバイタルサインに異常はなく，血糖値 45 mg/dL で低血糖発作と診断された．発見前の状況については詳細不明であるが，意識障害のため 1 時間程度倒れていた可能性があった．その後処置により血糖値が改善したので帰宅した．翌日右足首の脱力に気がつき，当院整形外科外来を受診した．表在感覚の異常はないが，右足関節背屈・足趾伸展の筋力が MMT0 と完全麻痺の下垂足を呈しており，右浅腓骨神経麻痺を疑い実用歩行獲得を優先しプラスチック短下肢装具を処方された．

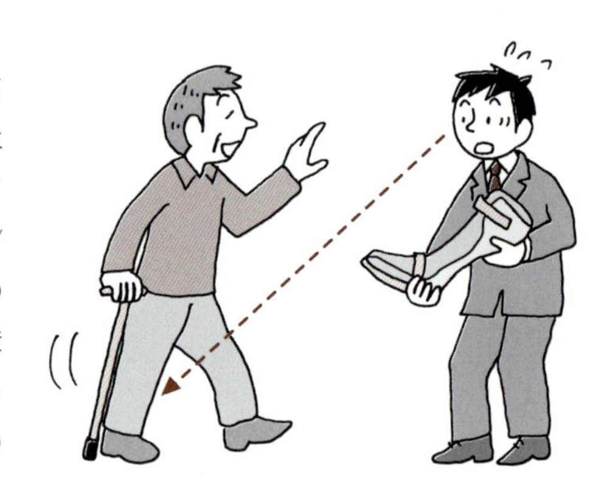

その後脳神経外科を受診し頭部 CT を撮影した結果，左上前頭回最後部に約 1 cm 大の出血巣を認め保存的加療目的に入院した．

●**既往歴**　2 型糖尿病，糖尿病性網膜症.

●**生活歴**　喫煙歴なし，飲酒歴あり（焼酎一合/日），妻・40 代息子と 3 人暮らし．運動機能に問題なく，日常生活動作は自立.

●**現症**　意識清明で脳神経症状なし．右足部の麻痺のみで，感覚障害なし．靴を履けば起立歩行可能であるが，やや wide base で継足歩行は不安定であるものの小脳症状なし．足関節腓骨頭に Tinel 徴候陰性，関節可動域は問題なし.

●**画像所見**　救急搬送翌日に撮影された頭部 CT 水平断像（図 1a）では左前頭葉の上前頭回最後部に径約 1 cm の脳出血を認める．さらに翌日の頭部 CT で左前頭葉の脳出血の拡大を認めず保存的加療を継続することになった.

救急搬送約 2 カ月後に撮影された頭部 CT 水平断像（図 1b）では左前頭葉の脳出血は吸収され淡い低吸収域を認めるものの明らかな軟化巣は残存しなかった.

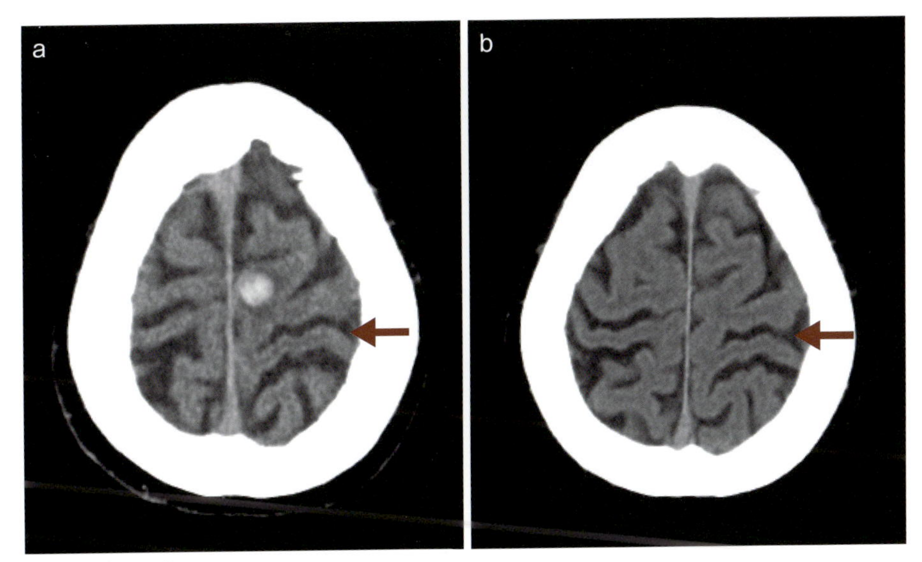

図1　頭部CT像
a は救急搬送翌日に撮影された水平断像，b は救急搬送約2カ月後に撮影された水平断像である．矢印は左中心溝を示す．

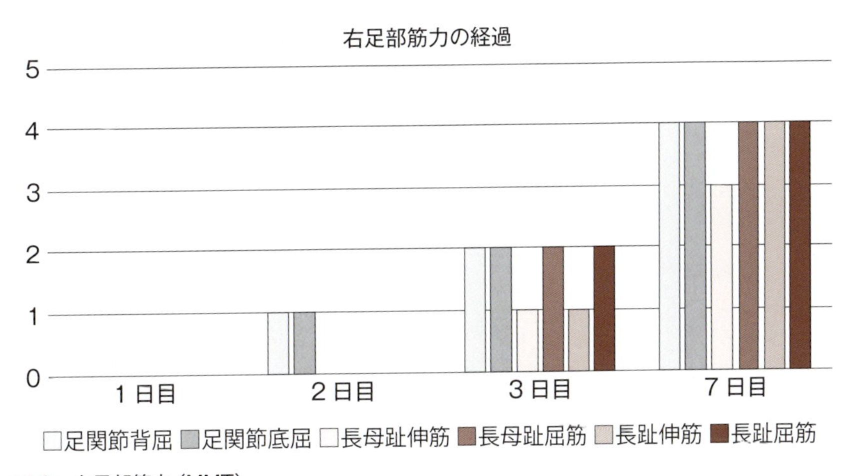

図2　右足部筋力（MMT）
リハ訓練開始1日目から7日目までの右足部筋力（MMT）の経時的変化を示す．

●リハ処方　入院翌日より理学療法，作業療法開始．MMT（右／左）で股関節屈曲：5／5，膝関節伸展：5／5，足関節背屈：0／5，足関節底屈：0／5，長母趾伸筋（EHL）：0／5，長母趾屈筋（FHL）：0／5，長趾伸筋（EDL）：0／5，長趾屈筋（FDL）：0／5であった．3日目に実用歩行を優先するため採型したプラスチック短下肢装具が届いた．

●リハ経過　右足部の筋力訓練，関節可動域訓練を開始した．右足部筋力（MMT）の経過を図2に示す．リハ開始2日目には右足関節底背屈の筋収縮が出現し始め，さらに3日目には右足趾の筋収縮が出現し，足関節底背屈を意識すれば踵接地が可能となり，踵歩行やつま先歩行など応用歩行訓練を開始した．7日目には長母趾伸筋（MMT：3）を除くすべてでMMT：

４レベルに改善し，タオルギャザーエクササイズを行うと麻痺によると思われる動作の拙劣さがあるものの短下肢装具を装着せずに一足一段で階段昇降可能となり自宅退院した．

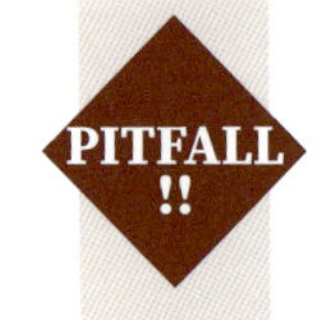

外来初診時に右足部が完全麻痺を呈していることからプラスチック短下肢装具を処方されていたが，１週間で急速に麻痺が改善し装具完成時には短下肢装具が不要な状況になってしまった．

病態検討

本症例の救急搬送翌日に撮影された頭部 CT 環状断像（図 3a）と矢状断像（図 3b），さらに一次運動野の体部位局在（図 4）[1] を照合すると，足首に関連する局在近傍で一次運動野の前方部分に高信号域を認めることから，脳出血により下垂足を呈したと考えた．救急搬送翌日に完全麻痺を呈していたにもかかわらず，1 週間で急速に麻痺が改善したのは，脳出血が一次運動野の前方に位置していることやフォローアップ CT で明らかな軟化巣を伴うことなく脳出血が吸収されていることから一次運動野の運動ニューロンあるいはその軸索への障害が少なかったのではないかと考えた．

ピットフォールに至った要因

❶外来初診時下垂足の原因は確定したが予後予測が十分検討されずに完全麻痺という理由で装具を処方されてしまった．

❷主科となった脳神経外科，併診となった整形外科，リハ科で装具を含めた治療方針の情報が共有されなかった．

❸完全麻痺からの回復が非常に速かった．

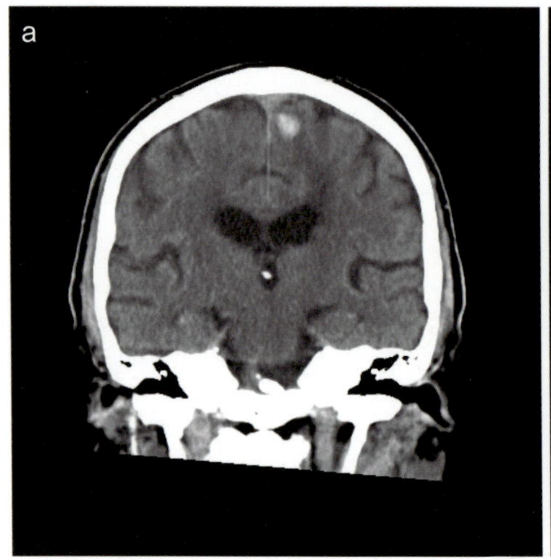

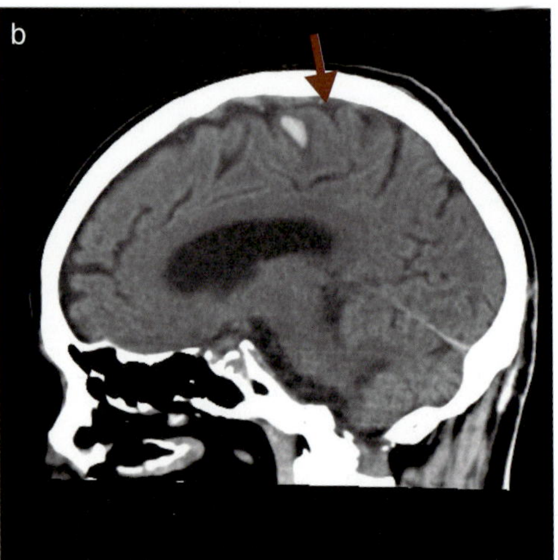

図 3　救急搬送翌日の頭部 CT 像
a は前額断像，b は矢状断像である．矢印は左中心溝を示す．

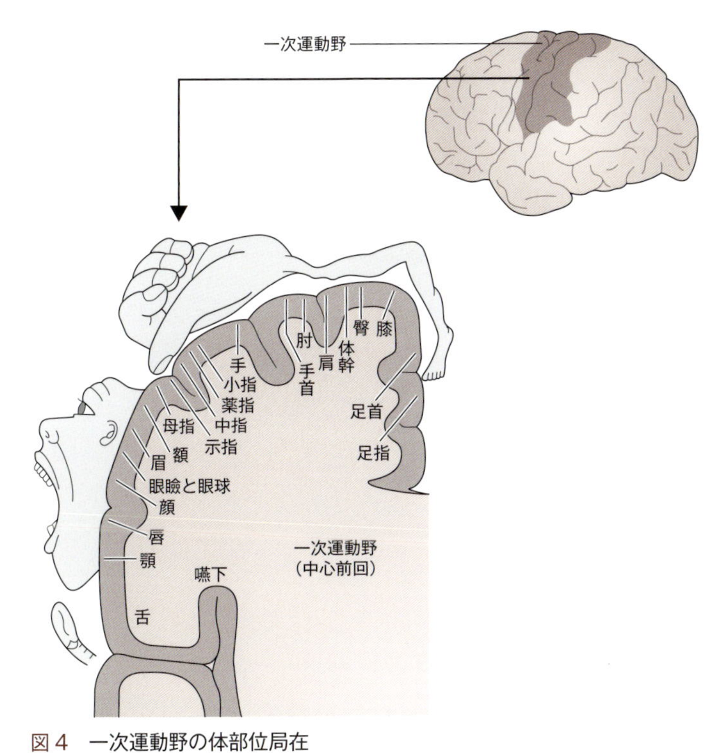

図４　一次運動野の体部位局在

（岡田・他，2014，文献１を参考に作成）

リスク回避のためにできること

下垂足とは，足および足関節の背屈力が低下することで，足部が下垂することの総称である．主に足関節背屈筋群である前脛骨筋や長・短腓骨筋の機能障害で生じるが，下垂足の原因には足関節背屈筋群に関連する筋疾患，末梢神経障害，脊髄性疾患，脳性疾患など多岐に及ぶ．今回は脳性疾患である脳出血で下垂足を発症したが，脳腫瘍で下垂足を発症することもある[2]．脳出血では頭部画像所見で血腫の拡大がないかを検討し麻痺の経過と合わせて予後を判断する．脳腫瘍では外科的に腫瘍摘出が可能かどうかで麻痺の予後が左右される．一方で下垂足の原因として有名なのは腓骨神経麻痺（末梢神経障害）である．

右腓骨神経麻痺を呈した症例の両側腓骨神経の運動神経伝導検査を図５に示す．左側では足首，腓骨頭上部，膝窩で刺激したＭ波の波形はほぼ同じであり，振幅がそれぞれ 2.08 mV，1.9 mV，1.79 mV と大きな変化を示さない．一方右側では足首で刺激したＭ波と比較して腓骨頭や膝窩で刺激したＭ波の波形は明らかに異なり，振幅がそれぞれ 2.4 mV，1.48 mV，1.66 mV で足首刺激のＭ波と比較して腓骨頭や膝窩刺激のＭ波は約 2/3 に振幅が低下している．これは腓骨頭付近で腓骨神経の伝導ブロックが起きている証拠であり，臨床診断が右腓骨神経麻痺であることを示唆する．もし完全な軸索障害ならワーラー変性が進むのに時間が必要で５日目には末梢部の刺激でＭ波は全く誘発されなくなる[3]．したがって発症直後だけでなくワーラー変性が完成した時期に再評価し比較することで，軸索変性の程度がわかり末梢神経障害の予後予測に利用できる．

下垂足の原因はさまざまであるため，その原因に応じた障害の程度を評価し予後予測する必要がある．

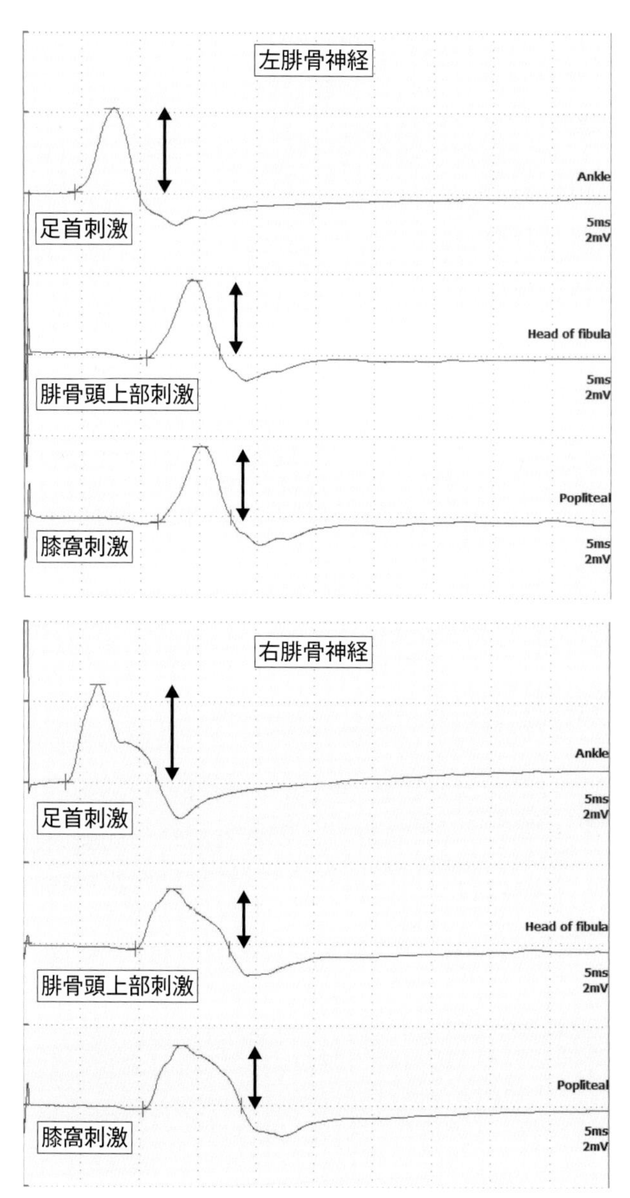

図５　腓骨神経麻痺の運動神経伝導検査
腓骨神経を足首，腓骨頭上部，膝窩で電気刺激し短趾伸筋で記録したＭ波である．矢印は基線から陰性頂点までの振幅を示す．右腓骨神経麻痺の所見を呈している．

POINT

1. 原因検索だけでなく予後予測を意識して検査計画を立てる．
2. 完全麻痺が急速に改善することがある．

文献

1) 岡田隆夫，長岡正範：第 4 章　中枢神経系．標準理学療法学・作業療法学 専門基礎分野 生理学第 4 版，医学書院，2014，pp39-41．
2) 高梨芳彰，松尾雄一郎：ニューロパシー（神経障害）とミオパシー（筋障害）4. 末梢神経と誤診しやすい中枢神経疾患．臨床医のための末梢神経損傷・障害の治療（平澤泰介 編著），金原出版，2000，pp45-48．
3) 木村 淳，幸原伸夫：第 3 部　針筋電図の原理と実際　Q&A 第 3 部．神経伝導検査と筋電図を学ぶ人のために，第 1 版第 1 刷，医学書院，2003，p219．

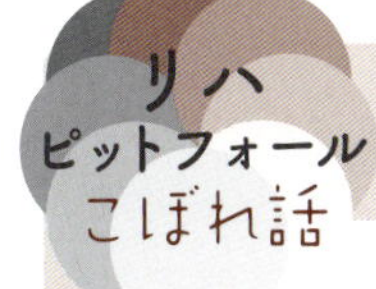

同期と私～ある若手 PT の決意～

私は社会人経験をしてから専門学校へ通い，理学療法士の資格を取得し，この業界に入った．新人の同期入職は私以外に三人いて，一人は私と同じように社会人経験者の男性．一人は専門学校卒業後の社会人経験 1 年目の女性．もう一人も大学卒業後，社会人経験 1 年目の男性である（仮の名を A 君と呼ぶことにする）．A 君はお酒が大好きで，週末は必ず友達と呑みへ行っている．職場の呑み会でも泥酔する場面がみられ，先輩に介護してもうこともあった．その影響のせいか，同期の女性からは疎まれている．

しかし，そんな A 君だが，同期の中では誰よりも勉強をしており，夜は遅くまで職場に残って調べものをして，仕事に対して真面目であり，自分より年下でありながら感心する場面が多い．今年から大学院にも通うそうで，仕事をしながら大学院での勉強をする A 君を，同期ながら雲の上の存在のようにも感じる．A 君の肝臓を心配しつつ，A 君と比べ私は年上なのに何をやっているのか，もっと頑張らなきゃダメだろうと思う日を今年こそは脱却したい．

II.

回復期リハビリテーションの現場で

PITFALLS
IN CLINICAL PRACTICE OF REHABILITATION

Case 9 転倒なしで同一部位の骨折を繰り返した症例

事例 80代女性，大腿骨近位部骨折

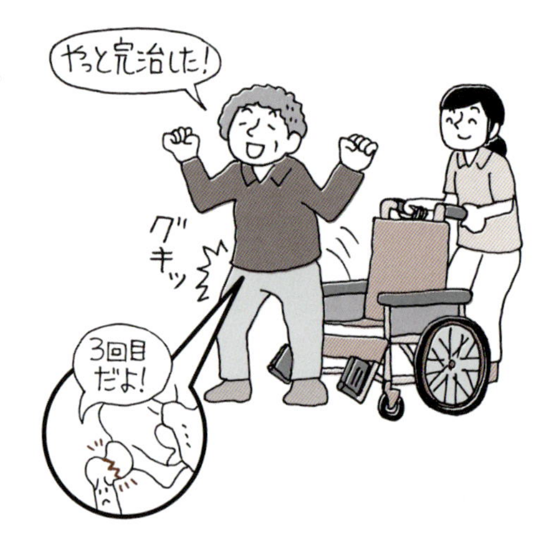

●**主訴**　右股関節痛，歩行障害．

●**現病歴**　201X年5月施設内で転倒，右大腿骨頸部骨折（Garden stage Ⅰ，図1）で市内A病院に入院し，骨接合術（ハンソンピン）を受けた．同年6月に当院回復期リハ病棟に転入院した．前医では全荷重での歩行が許可されており，当院では見守りで歩行器歩行とした．数日後トイレでの移乗の際に右股関節部痛を自覚したが，単純X線像で骨折線は明瞭ではなかった．翌日には荷重時痛が増強したため，再度の単純X

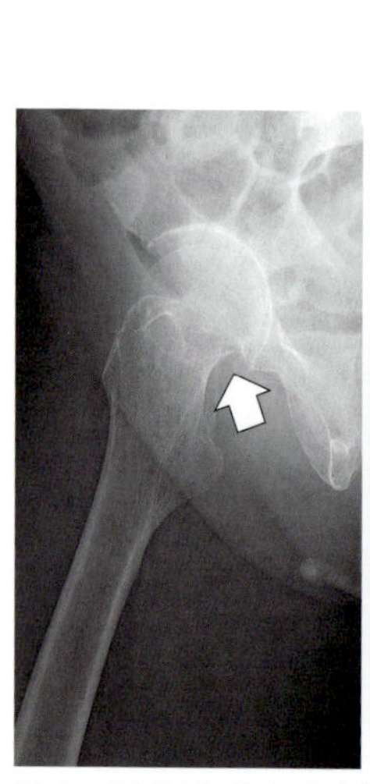
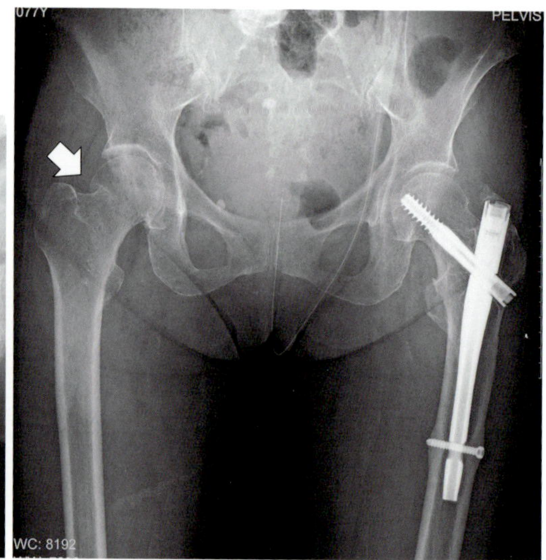

図1　201X年5月 転倒骨折時の単純X線像
右大腿骨頸部骨折（Garden stage Ⅰ）

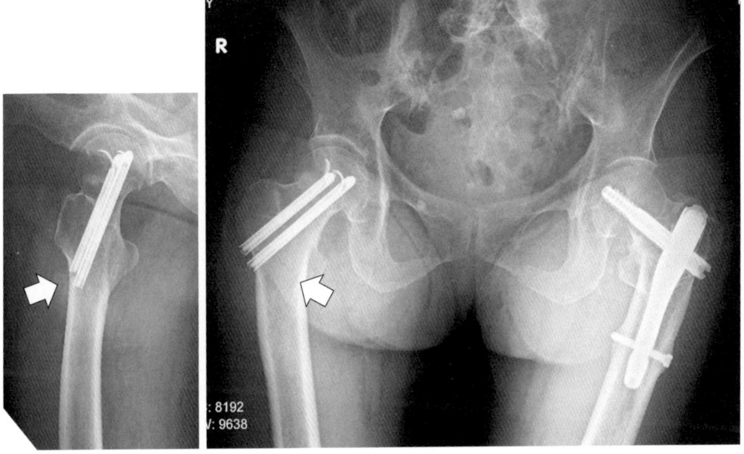

図２　201X 年６月 ハンソンピン術後に疼痛増強した際の単純Ｘ線像
前日の単純Ｘ線像では見られなかった右大腿骨転子下の骨折線が明瞭化した．

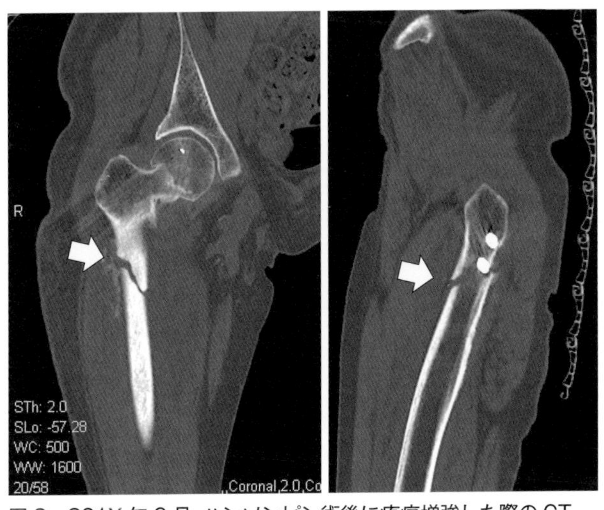

図３　201X 年６月 ハンソンピン術後に疼痛増強した際の CT
単純Ｘ線像では不明瞭だった右大腿骨転子下の骨折線が明瞭である．

線像で骨折線が明瞭になり，CT 検査を行い転子下骨折と診断した（図２，３）．治療のため前医に転院し，再度骨接合術（プレート固定/distal femur plate）を受け，同年７月に当院回復期リハ病棟に転入院した（図４）．前医で 1/2 荷重での歩行が許可されており，当院では免荷歩行，病棟では車椅子移動とした．再入院数日後，トイレでの移乗の際に右股関節部痛を自覚してから疼痛が増強し，ベッド上での体動も困難となった．単純Ｘ線像で固定金属の脱転が認められた（図５）．再治療のため前医に転院し，３度目の骨接合術（髄内釘固定/antegrade femoral nail）を受けた．同年９月に当院回復期リハ病棟に３度目の入院をした（図６）．

●**既往歴**　１型糖尿病（インスリン強化療法），左大腿骨骨折（骨粗鬆症）手術後，神経因性膀胱，慢性閉塞性肺疾患，気管支喘息，白内障手術後．

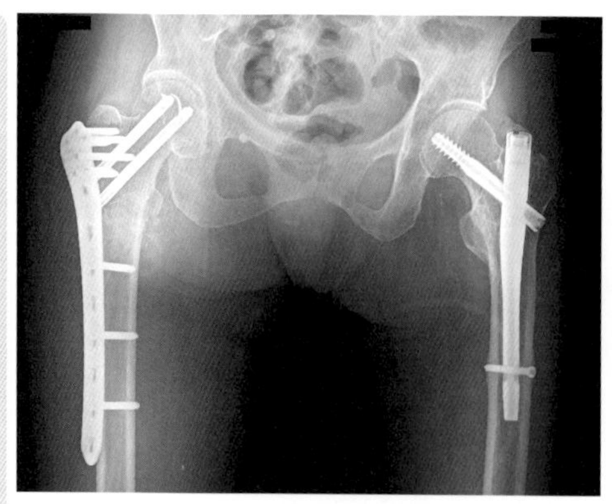

図4　201X年7月 再度骨接合術後単純X線像
右大腿骨転子下骨折プレート固定（distal femur plate）.

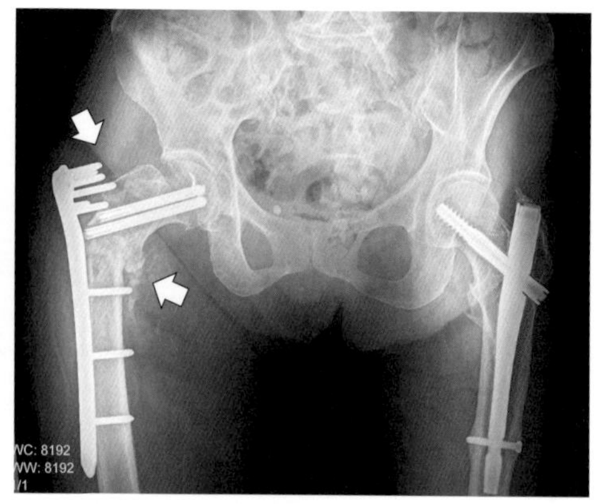

図5　201X年7月 疼痛が再増強時の単純X線像
近位骨片はスクリューが抜け屈曲転位している.

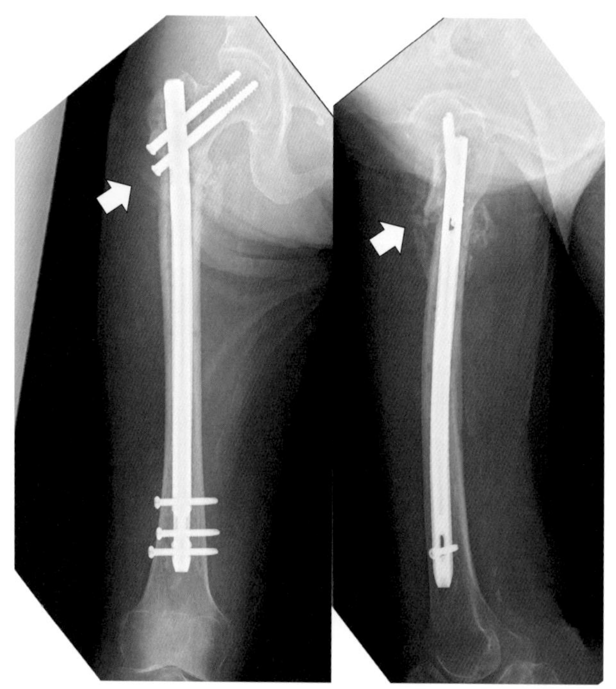

図6　201X年9月 3回目手術後単純X線像
頸部骨折は骨癒合し，転子下骨折部の固定性は良好で仮骨形成がみられる.

●**生活歴**　夫が逝去後は都市圏で独居．201X-1年に息子夫婦のいるS市のR有料老人ホームに入居．日常生活動作はおおむね自立していた.

●**現症**　3回目手術後の入院時は，術後のため可動域制限と筋力低下があるが，起き上がり，立ち上がりは見守りで可能．神経因性膀胱のためバルーン留置．糖尿病はインスリン強化療法．骨粗鬆症はテリパラチド治療中．MMSEは22/30.

●**画像所見**　骨折部は仮骨形成も認められ，固定性は良好.

●**リハ処方**　下肢筋力強化，基本動作および日常生活動作自立度拡大を目的にリハを行った．疼痛自制内での立位，平行棒内歩行から歩行補助具（シルバーカー，杖）を使用した屋内歩行練習へと進めた．施設への退院を希望していたため，セルフケア自立，インスリンやテリパラチド自己注射，服薬や尿カテーテルの自己管理を目標に作業療法を計画した．

●**リハ経過**　病棟では更衣，清拭は依存的で，インスリンやテリパラチド自己注射，服薬や尿カテーテル処置の自己管理は困難であった．骨癒合経過は問題なく，荷重時での疼痛はあるも自制内で，歩行器での屋内歩行が実用的になった．同年 11 月に療養型病院に転院した．

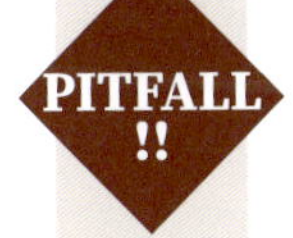

転倒しなくても，免荷指示が適切に守られなければ骨折は起こる．

病態検討

初回入院時の転子下骨折：大腿骨頸部骨折で転位の少ない症例には，ハンソンピンや cannulated cancellous screw，sliding hip screw（compression hip screw）による骨接合術が行われている．高齢者で骨の脆弱性が強い例や，ピンやスクリューが強斜位で挿入されている場合は，転子下の外側骨皮質に応力が集中し，軽微な外力でも骨折を起こす可能性がある．トイレ移乗の際は上肢で体重を支えるよう指導していたが，立ち上がった際に患肢を支点にして方向転換したため，過重なストレスがかかり転子下骨折を起こしたと考えられる．

２回目入院時の転子下骨折：トイレでの車椅子移乗の際は免荷を指示していたが，「痛みがなければ足をついてもよい」と勝手に解釈して移乗を行っていた．移乗の際に繰り返し負荷がかかったため固定金属の緩みをきたし，同一部位での転子下骨折を起こしたと考えられる．

ピットフォールに至った要因

❶高度の骨粗鬆症による骨の脆弱性（YAM 値－51％）があった．

❷移乗時の体重移動により想定以上の負荷がかかることが理解できず，自己判断で無理な移乗を繰り返していた．

リスク回避のためにできること

入院中の転倒・転落予防のために，リハ室や病棟ではリスク評価に対応したリハ・ケアが行われている．大腿骨近位部骨折の術後リハには手術内容に応じた荷重制限が必要であるが，手術を行った整形外科医からの指示がリハ・ケアの場面で適切に守られているかどうかは注意する必要がある．回復期リハ病棟の主治医は，手術担当医とは異なる「非整形外科医」であることが多いため，定期的な単純 X 線像評価を行っていても，歩行練習や病棟生活での過剰な負荷に目を配ることは難しい．セラピストは不適切な荷重で疼痛が増強することを経験的に認識しているが，看護・介護スタッフは移乗の際のリスクを十分評価できないことがある．特に高齢者や認知障害のある例では，疼痛がなければ「自己判断」で許可された方法以外の姿勢を取ってしまうことがある．リハ室でセラピストの監視下で行われる移乗や歩行の練習に問題がなくても，病棟内での生活で荷重・免荷が適切に守られているとはいえない．不適切な荷重が原因で起こる再骨折のリスクを減らすためには，全職種が骨折の癒合経過の情報を共有伝達する工夫が必要である．

POINT

1. 高齢者は荷重・免荷指示を十分理解していないことがある．
2. 高度の骨粗鬆症例では，不適切な荷重により再骨折が起こり得る．
3. 骨癒合に応じた荷重量を理解し，移乗や歩行のリハ内容を工夫する．
4. 安全な移乗や歩行が許可される荷重条件と方法を全職種で共有する．

文献

1) 骨粗鬆症の予防と治療ガイドライン作成委員会 編：骨粗鬆症の予防と治療ガイドライン 2015 年版，ライフサイエンス出版，2015.
2) 日本整形外科学会診療ガイドライン委員会，大腿骨頚部／転子部骨折ガイドライン策定委員会 編：大腿骨頚部／転子部骨折診療ガイドライン，南江堂，2005.
3) 井波宏壽，高木 直：ハンソンピンを用いた大腿骨頸部内側骨折術後に再手術を要した 2 例．日職災医誌 **51**：236-240，2003.

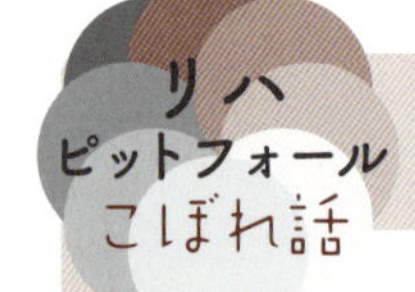

Stop at one ！

骨折連鎖（ドミノ骨折）を防ぐ標語が「Stop at one ！」である．骨折連鎖の予防は，寝たきりを防ぐ第一歩であり，健康寿命の伸延にもかかわるが，回復期医療の現場で，「骨折連鎖防止」に対するセラピストの意識はどうであろうか．セラピストは，転倒・転落予防のための運動機能改善や環境整備に眼が行きがちで，骨の強度の評価（骨密度）とそれを維持・改善するための薬物療法，運動療法，生活指導への関心が少し足りないように思われる．

日本骨粗鬆症学会は，骨粗鬆症の啓発・予防・診断・治療のための多職種連携システム「骨粗鬆症リエゾンサービス」を提唱し，学会認定の「骨粗鬆症マネージャー」資格制度を作っている．セラピストも，高齢者の骨折連鎖が QOL や生命予後にもたらす大きな影響を理解し，骨粗鬆症リエゾンサービスに積極的に参加し，stop at one に大きく貢献してほしい．

Case 10 水分管理を厳密に行わないと慢性心不全の急性増悪をきたす可能性があった症例

事例 80代女性，脳出血後のリハビリテーション

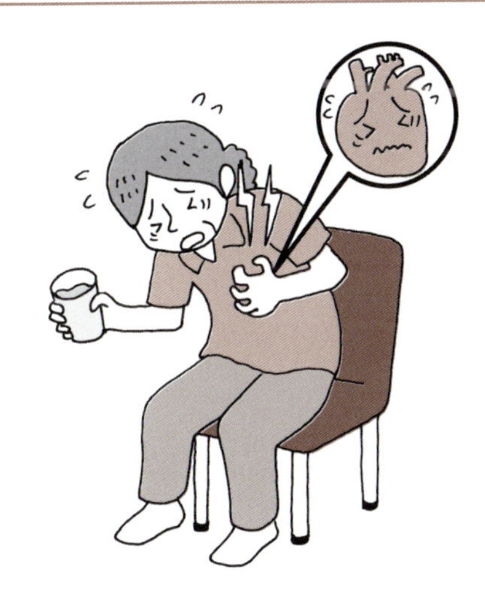

●**主訴** 歩行障害．

●**現病歴** 家族と暮らしており，ADLは自立していた．

突然意識障害が生じ，近医に搬送され脳出血と診断．さらに別の病院に転送となり脳内出血・急性非交通性水頭症と診断され緊急脳室ドレナージが施行された．その後，交通性水頭症となり脳室－腹腔シャントが施行された．経口摂取が開始されたが誤嚥があり，経管栄養となった．全身の廃用性筋力低下をきたしており，リハ目的で回復期リハ病棟に転院となった．

●**既往歴** 慢性心不全，慢性腎不全，僧帽弁置換術後（機械弁），三尖弁輪縫縮術後，ペースメーカー挿入術後，脂質異常症．

●**生活歴** 家族と同居．日中は独りになる．基本的なADLは自立．

●**現症** 意識レベル JCS：I-3，HDS-R：9／30，Mini-Mental State Examination（MMSE）：14／30．明らかな四肢の麻痺を認めない．四肢の腱反射は軽度亢進．筋力上肢MMT：3～4／5，下肢股関節周囲：3～4／5，膝伸展：5／5，屈曲：4／5，足背屈：4／5，底屈：2／5．片脚立位 両側1秒程度，歩行は見守り下で独歩可能，10 m歩行52秒，6分間歩行73 m，体重42 kg．

●**画像所見** 入院時：胸部単純X線像 心胸郭比（CTR）：65%と拡大．心エコー：左室駆出率（EF）：72%，左室径：正常範囲内，左房径（LAD）：62 mmと拡大，三尖弁逆流（TR）：2/4，推定肺動脈（PA）圧：50.7 mmHg，下大静脈径（IVC）：19 mmと拡張，呼吸性変動あり．ホルター心電図：平均心拍数：74拍/分，最大：94拍/分，最小：69拍/分，PVC 627拍/日．嚥下造影：液体・半固形物・固形物で喉頭侵入・誤嚥なし．

●**血液検査所見**　アルブミン定量 3.3 g/dL，BUN（尿素窒素）55.1 mg/dL，Cr（クレアチニン）1.00 mg/dL，eGFR（推定糸球体濾過量）40.5 mL/分，BNP（脳性ナトリウム利尿ペプチド）25.5 pg/mL.

●**投薬内容**　循環器系薬剤，利尿剤 3 剤（ループ利尿薬，カリウム保持性利尿薬，選択的競合的バソプレシン受容体拮抗薬），抗凝固療法中.

以上の検査所見などから，左房径が拡大しており，左房への圧負荷・容量負荷，左室拡張末期圧の上昇が疑われた．下大静脈の拡張傾向はあるが，呼吸性変動は保たれており右心系の血液うっ滞は強くはないと判断した．BNP の上昇は軽微であった.

●**リハ処方**　四肢の麻痺は明らかではなく，見守り下で独歩可能なレベル．EF は良好ではあるが左房径の高度拡大を認め，拡張不全の疑いあり．半面，BNP の上昇はわずかであり，旧 Borg 指数で 12～13 程度（ややつらい）までを目安に 5 分間程度から歩行訓練を行うこととした．また低強度のレジスタンストレーニングを開始した．嚥下造影を行い，いずれの食物形態でも誤嚥・喉頭侵入などなく，半固形物を段階的に開始とした.

●**リハ経過**　転院時は経管栄養のみであったが常食よりも水分含有量が多いムース食を開始（カロリーが十分ではないので経管栄養剤を併用）．第 18 病日より歩行時の息切れが強くなった．第 20 病日の心エコーでは EF 76%，左室径正常範囲内，左房径 73 mm と拡大，推定 PA 圧 56.8 mmHg，IVC 20 mm と拡張，呼吸性変動あり．BNP 40.8 pg/mL，CTR 63.3%で肺うっ血は明らかではなく，体重 45 kg．酸素飽和度も 90 台後半は保たれていた．入院時よりもデータが悪化傾向であり，体重が 3 kg も増えているため水分摂取が過剰で心不全の悪化が考えられた．経鼻経管からの水分量を減量し，尿測を開始した．経口摂取量は緩徐に増加し，経管栄養を終了とし，三食の食事以外の水分量は 800 mL とし，その後は息切れはなかった（体重はその後 45 kg を切ることはなかった）.

歩行訓練を継続し，入院後 40 日目で 10 m 歩行 21 秒，6 分間歩行は 120 m 程度．その後，下腿浮腫の増強があり，循環器内科で利尿剤が追加．持久力はプラトーとなり入院から約 120 日目で老人保健施設へ退院となった.

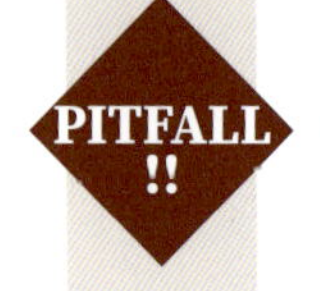

慢性心不全の状態であったが，水分摂取量を厳密に管理していなかった.

病態検討

入院時の心エコーで収縮機能は比較的保たれているが，拡張障害がある心機能低下が疑われた．水分負荷による心不全の悪化が容易に生じ得るケースであったと考える．今回は，運動負荷を決定するのに，心肺運動負荷試験といった厳密な検査を行ったわけではなく，より簡便な Borg 指数を用いたが，運動負荷は主な原因ではなく水分負荷による心不全の悪化であったと推測している．早期に水分の減量をしたため，重症化することはなかった.

ピットフォールに至った要因

❶厳密な水分管理が必要なケースであったが十分でなかった．入院時においては，経管栄養のみで，摂取水分量の把握は容易であったが，その後，嚥下障害食（半固形物で常食よりも水分量が多くなる）を併用した．そのため水分量のチェックが正確に行われず，一日水分量が 2,000 mL 程度まで投与されていた可能性があった．

❷ BNP の数値が基準値を超えていたものの，心不全の悪化と判断するほど顕著ではなかった（25.5 pg/mL）．息切れが生じた際の BNP 値も上昇はしているが急激な上昇ではないと判断した．

リスク回避のためにできること

安静時，運動時の自覚症状，身体所見，バイタルサイン，各種検査結果を確認し心不全増悪・負荷量過大の兆候に注意をする．表 1 は外来心臓リハにおけるチェック項目であるが，外来リハに限らず参考になるため呈示した．

急性期の施設から転院してきた場合，前医で十分な心機能の評価がなされていないこともある．急性期の治療で水分過剰となり心負荷がかかっているケースもある．自覚症状（息切れ）・身体所見（血圧，脈拍数，酸素飽和度，体重）・心電図・単純 X 線像に加え，心エコー，ホルター心電図，BNP もしくは NT-proBNP といった心不全のバイオマーカーなどを確認し慎重に開始する．BNP について，100 pg/mL をカットオフと

表 1　心不全の外来心臓リハビリテーションにおけるチェック項目と心不全増悪または負荷量過大の兆候

チェック項目		心不全増悪 / 負荷量過大の兆候
運動開始前	自覚症状	倦怠感持続，前日の疲労感の残存
	体重	体重増加傾向（1 週間で 2 kg 以上の増加）
	心拍数	安静時心拍数高値（100 拍 / 分以上），前週にくらべ 10 拍 / 分以上の上昇
	血圧	前週にくらべ収縮期血圧 20 mmHg 以上の上昇または下降
	心電図モニター	不整脈（発作性心房細動，完全房室ブロック，心室性期外収縮頻発，心室頻拍），ST 異常・左脚ブロックの新規出現
	血中 BNP	前回よりも 100 pg/mL 以上の上昇（月 1 回測定）
運動実施中	自覚症状	運動中のボルグ指数 14 以上，または同一負荷量におけるボルグ指数が前週にくらべ 2 以上上昇 呼吸症状（息切れ，呼吸困難），狭心症状（胸部圧迫感，胸痛），低心拍出徴候（めまい，倦怠感），整形外科的症状（筋肉痛，関節痛）
	心拍数	運動中心拍数高値（130 拍 / 分以上），または同一負荷量における心拍数が前週にくらべ 10 拍 / 分以上上昇
	血圧	運動中の収縮期血圧が前週にくらべ 20 mmHg 以上の上昇または下降
	心電図モニター	不整脈（発作性心房細動，完全房室ブロック，心室期外収縮頻発，心室頻拍），ST 異常・左脚ブロックの新規出現
	呼吸・SpO_2 モニター	運動中の呼吸数過多，SpO_2 低下（90%未満）
運動終了後	自覚症状	運動終了後も自覚症状が残存
	心電図モニター	運動終了後の安静時に不整脈（発作性心房細動，心室期外収縮頻発，心室頻拍）
	運動耐容能	前回にくらべて運動耐容能（最高酸素摂取量，6 分間歩行距離）の低下，換気効率（$\dot{V}E/\dot{V}CO_2$ slope）の悪化

〔日本循環器学会・他：日本循環器学会 / 日本心不全学会合同ガイドライン　急性・慢性心不全診療ガイドライン（2017 年改訂版）：http://www.j-circ.or.jp/guideline/pdf/JCS2017_tsutsui_h.pdf（2019 年 5 月閲覧）〕

表 2　心不全の運動療法における運動処方

運動の種類	• 歩行（初期は屋内監視下），サイクルエルゴメータ，軽いエアロビクス体操，低強度レジスタンス運動（筋力低下を認める場合） • ジョギング，水泳，激しいエアロビクスダンスは推奨されない
運動強度	【開始初期】 • 屋内歩行 50 ～ 80 m/ 分×5～10 分間，またはサイクルエルゴメータ 10～20 W×5～10 分間 • 自覚症状や身体所見を目安に，1 カ月程度をかけて時間と運動強度を漸増する
	【安定期到達目標】 • 最高酸素摂取量（peak $\dot{V}O_2$）の 40～60%，または嫌気代謝域値（AT）の心拍数 • 心拍予備能（最大心拍数－安静時心拍数）の 30～50%，または最大心拍数の 50～70% • 自覚的運動強度（RPE，ボルグスコア）：11（楽である）～13（ややつらい）のレベル
運動時間	• 1 回 5～10 分×1 日 2 回程度から，1 日 30 ～ 60 分まで徐々に増加
頻度	• 週 3 ～ 5 回（重症例では週 3 回，安定していれば週 5 回程度まで増加可） • 週 2 ～ 3 回程度の低強度レジスタンス運動の併用可
注意事項	• 開始初期 1 カ月間はとくに低強度とし，心不全の増悪に注意する • 原則として初期は監視型，安定期では監視型と非監視型（在宅運動療法）の併用 • 経過中は，常に自覚症状，身体所見，体重，血中 BNP または NT-proBNP の変化に注意

［日本循環器学会・他．日本循環器学会／日本心不全学会合同ガイドライン：急性・慢性心不全診療ガイドライン（2017 年改訂版）．http://www.j-circ.or.jp/guideline/pdf/JCS2017_tsutsui_h.pdf（2019 年 9 月閲覧）］

すると，心不全診断については的中率 83.4％であり，50 pg/mL 未満の心不全の陰性的中率は 96％であったという報告がある[1]．しかし年齢・性・腎機能・BMI によっても影響を受けるため，これのみでは心不全の判断はすべきではないとされている．本症例は心不全の程度に比して BNP 上昇が軽微であった症例であったと考えている．

また水分量，尿量の把握．食事中の水分量は食物形態によって変化するため経口摂取と経管栄養が併用になっている場合は特に注意し，栄養士とも連携し量を把握する．

適切な運動処方

日本循環器学会のガイドラインによる心不全患者に対する運動処方を示す（表 2）．開始初期においては特に，低強度から行い，自覚症状はバイタルサインをチェックする．

心臓リハにおける運動療法は大きく分けて「有酸素運動」と，「レジスタンストレーニング」の二種類がある．有酸素運動は，持久性運動，好気的運動，エアロビックトレーニングと同義であり，レジスタンストレーニングは抵抗運動，筋力トレーニングと同義である．

有酸素運動の強度決定については，連続呼気ガス分析装置を用いた心肺運動負荷試験（Cardiopulmonary Exercise Test）により精度の高い運動強度の処方が可能である．最大酸素摂取量を測定することで生命予後の推定も行える．嫌気性代謝閾値（anaerobic threshold；AT）に到達する 1 分前の好気的代謝のみが行われている時点の負荷を適用することで安全かつ有効な有酸素運動が可能である．当院は自転車エルゴメーターを用いた心肺運動負荷試験が可能である．しかし，本症例についてはエルゴメーターを漕ぐことが困難であったことと，運動耐容能が低く負荷を漸増して早期に AT に達しその決定が困難であったと考えられ，行っていない．呼気ガス分析装置を用いない場合は，心拍数を用いて決定する．最大心拍数（220－年齢）に一定の割合（50 ～ 70%）を乗じて決定する方法や Karvonen 法[2] がある．

自覚的運動強度による処方は，旧 Borg 指数を用い，12～13（ややつらい）程度の運動が適しているとされる．

レジスタンストレーニングの詳細については成書に譲るが，心不全患者については週 2 ～ 3 回，旧 Borg スケールで 11～13，1 セット 10～15 回程度が可能な負荷を数セットといったところが安全に開始できる負荷である．本症例では，座位の足踏み運動や，膝伸展運動などから開始した．以上のように運動療法は過負荷による心不全症状の悪化の可能性に留意して，慎重に行うことが必要である．

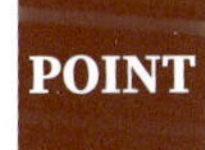

1. 心不全の評価は検査所見，自覚症状などから総合的に判断する．
2. 有酸素運動の強度決定において最も精度が高いのは心肺運動負荷試験で，困難であれば心拍数や Borg 指数を用いる．
3. 心不全悪化の兆候に注意する．

文献

1）Maisel AS et al：Rapid measurement of B-type natriuretic peptide in the emergency diagnosis of heart failure. *N Engl J Med* **347**：161-167, 2002.
2）谷口興一，伊藤春樹 編：心肺運動負荷テストと運動療法，南江堂，2004，p303.

Case 11 食事中に食物誤嚥から窒息が生じた症例

事例 80歳女性，脳梗塞発症後の認知機能低下

●現病歴　80歳女性，右利き．高血圧で近医通院し投薬を受けていた．ADLは自立し認知機能も年齢なりに保たれていた．某日，右片麻痺で倒れているところを家族に発見され急性期病院に救急搬送．MRIにて左大脳基底核に亜急性期梗塞所見を認め，脳血栓症と診断され入院．tPAや血栓回収療法の適応なく保存的治療を施行．40病日回復期リハ病棟に転院しリハを継続．右片麻痺Brunnstrom Stage 上肢Ⅲ 手指Ⅳ 下肢Ⅴ，認知機能はMMSE12点と中等度の低下を認めた．移動は車椅子介助．ADL全般に軽度から中等度の介助を要していた．摂食嚥下について，咽頭期は保たれているが，もともと使っていた義歯は歯肉が痩せて装着できず咀嚼能力低下を認め食形態を"軟菜""一口大"としていた．麻痺のため右手が使えず認知機能低下のため食事の自力摂取が困難であったため食事介助が必要であった．

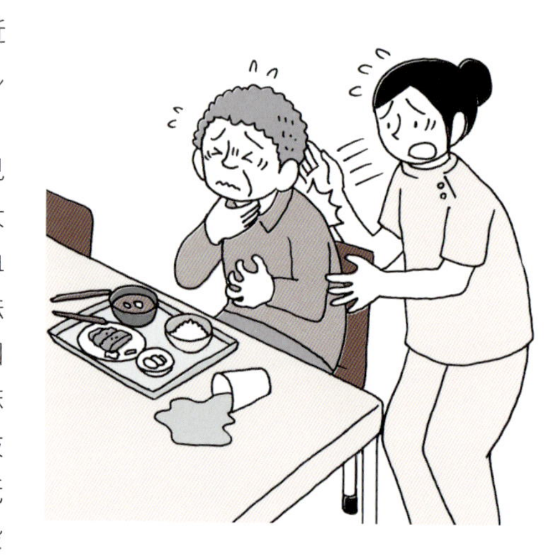

90病日，病棟の食堂で介助下で昼食を摂取中，突然ハンバーグを誤嚥し窒息に至った．食事介助をしていた介護職員が異変に気づき，そばにいた看護師がその場で背部叩打法を実施したところ，速やかに呼吸は回復した．主治医が駆けつけたときには症状は落ち着き，その後も問題なく経過した．

提供されたハンバーグの誤嚥による窒息と診断され，検証が行われた．

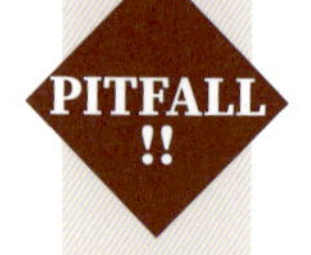

食事介助中の食物誤嚥による窒息．
食事形態の大きさ・柔らかさにばらつきがあった．

病態検討

患者側の要因：リハで車椅子乗車時間が拡大しつつあったが全身の筋力低下は継続していた．口腔乾燥は認めていなかった．舌運動はやや拙劣であった．喉に絡んだ痰などを強く喀出することはできなかった．咽頭期の機能低下は軽度残留程度であった．病前使用していた義歯は歯肉が痩せてしまい合わなくなっていた．歯茎での咀嚼がある程度はできていたため，食物形態を柔らかめ，かつ一口大とすれば摂取可能と評価されていた．食事摂取のペースは介護者に依存し，食べ物の詰め込み傾向は認められなかった．

当日午前のリハ中，いつもより何となく活気がないことが観察されていた．しかし，ごくわずかな変化であったため看護師や介護士には申し送られていなかった．

食事形態：提供されたハンバーグの「一口大」が基準は 2 cm 角であったが実際には 2～3 cm でばらつきがあった．柔らかさについて想定よりも固めであったことが指摘された．食事介助のペースは通常と変わりはなかった．やや大きめかつ固めのハンバーグを十分に咀嚼せず飲み込んで誤嚥したものと思われた．また，誤嚥した食塊を喀出する力が患者には不足していた．

ピットフォールに至った要因

❶食事形態のばらつき：病棟で提供されている食事の「一口大」の大きさや「軟菜」の柔らかさにばらつきがあることが気づかれていなかった．
❷咀嚼能力の評価：歯茎で咀嚼できると評価されていたが，咀嚼回数は少なめで，十分に咀嚼せずに飲み込んでいた可能性と体調により咀嚼回数がさらに低下していた可能性があった．
❸認知機能低下を理由に義歯使用を断念していた．
❹観察と共有：体調のわずかな変化が観察されていたことが多職種間で共有されていなかった．

リスク回避のためにできること

事例の分析をうけて，以下のような改善の取り組みを行った．

食事形態について調理部門と話し合い，患者の脆弱性を踏まえた形態の統一の大切さを再確認した．「一口大」の定義を 1 cm に変更し，業務マニュアルに一口大と柔らかさの定義を記載した．食事介助を実際に行う介護士や看護師のみならず医療チーム全体で食事介助の危険とその回避について話し合いをもった．

言語聴覚士（ST）は患者の摂食嚥下機能と提供されている食形態とで乖離がないか評価し，危険があれば病棟部門と情報共有を強めることが見直された．ST による直接訓練を看護師と介護士が見学し，問題点を共有してから食事介助を看護師と介護士に委ねるように変更した．ST が病棟食堂で食事時間に直接訓練を行うことが増えた．ST と看護師・介護士が病棟ナースステーションで話をすることが以前よりも増え，チーム内コミュニケーションの質と量が向上した．

口腔機能，咀嚼能の評価をより重要なものとした．後年，歯科衛生士が病棟に配属となり入院患者の口腔環境が改善した．義歯の適応が明らかに広がった．患者急変があり得ることを前提に，救急対応の職員教育を強めた．摂食嚥下障害について患者家族教育・説明をより丁寧に行うようになった．

厚生労働省人口動態統計によれば，2017年の不慮の事故による死亡は死因別死亡率の第6位で40,329人，そのうち不慮の窒息による死亡数は9,193人，転倒転落9,673人，交通事故5,004人，自殺20,465人であった[1)]．不慮の窒息による死亡9,193人のうち80歳以上が6,019人で全体の66%を占めていた[2)]．窒息による死亡の発生場所は，病院・診療所が最も多く84.4%，病院での窒息による死亡は救急搬送例と院内発生例が含まれる．窒息事故発生の時間帯は12～14時台と18～20時台が多く，食事の時間帯に発生している[3)]．

医療事故情報収集等事業報告書[4)]によると，食事に関連した医療事故222件のうち誤嚥は186件（83.8%）あった．発生要因は「観察を怠った84件」「判断を誤った55件」「確認を怠った30件」「連携ができていなかった26件」「患者側18件」「勤務状況が繁忙だった15件」「知識が不足していた15件」「患者への説明が不十分14件」「教育・訓練13件」「コンピュータシステム9件」「報告遅れ（怠った）9件」「通常とは異なる身体的条件下にあった8件」「技術・手技が未熟だった7件」などであった（複数回答）．

中島は，窒息事故の患者の背景に嚥下障害が多いことからも，舌や咽頭の運動能力や口腔咽頭領域の感覚の低下などが大きなリスク因子と考えられるとしている．また，明らかな嚥下障害の自覚や診断に至らなくても，口腔咽頭領域の機能が低下している人が，機能と乖離した食品を不十分な咀嚼で摂取した場合は，窒息事故につながる可能性が高くなると考えられると述べている[5)]．

日本老年歯科医学会は，口腔衛生状態不良，口腔乾燥，咬合力低下，舌口唇運動機能低下，低舌圧，咀嚼機能低下，嚥下機能低下の7項目の診断により，3項目以上で低下が認められた場合を，「口腔機能低下症」とする診断基準を公表した（図）[6)]．

咀嚼機能と嚥下機能，認知機能・身体機能を適切に評価し，環境要因を整え，チーム全体で問題を共有し実践することが求められる．

POINT

1. 高齢者はわずかな「想定外」でも窒息に至ることがある．
2. 多職種間の情報共有と連携が危険回避にも重要！

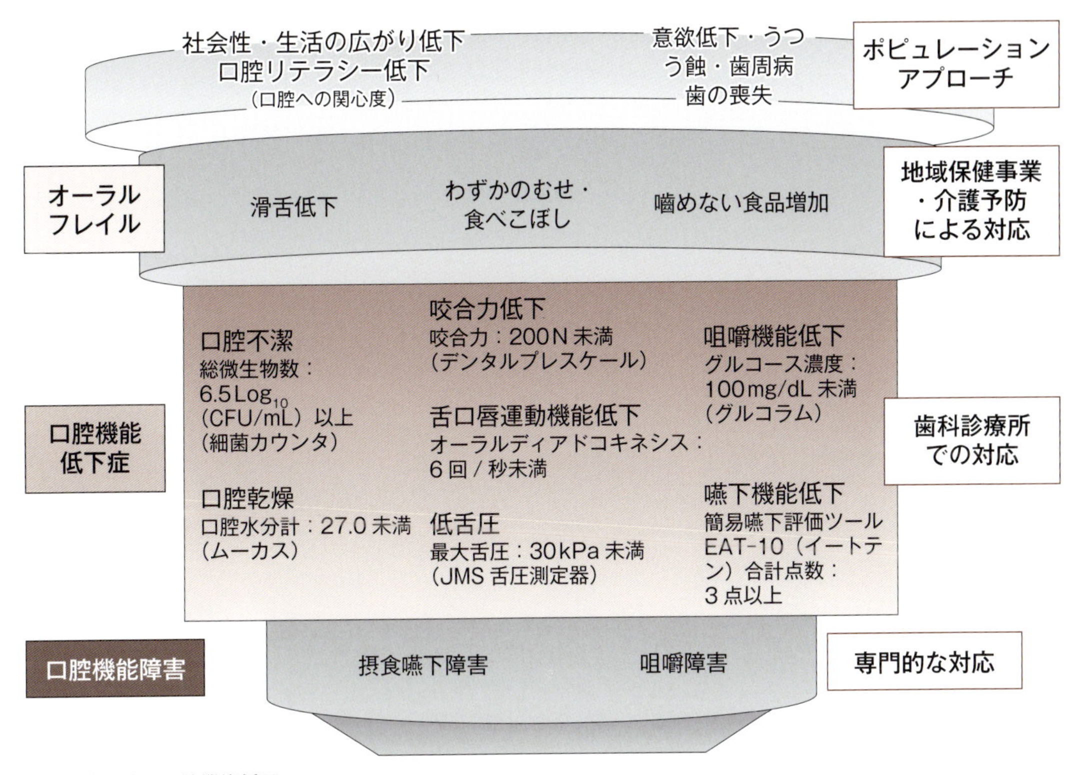

図　老化による口腔機能低下

（水口・他，2016）[6]

文献

1) 厚生労働省：平成 29 年（2017）人口動態統計（確定数）第 7 表 死因簡単分類別にみた性別死亡数・死亡率：https://www.mhlw.go.jp/toukei/saikin/hw/jinkou/kakutei17/dl/11_h7.pdf(2019 年 4 月 21 日閲覧)
2) e-Stat 統計で見る日本：人口動態調査 人口動態統計 確定数 死亡 表 5 − 31 不慮の事故の種類別にみた年齢別死亡数・百分率：https://www.e-stat.go.jp/dbview?sid=0003214739(2019 年 8 月 4 日閲覧)
3) 厚生労働省：平成 21 年度「不慮の事故死亡統計」平成 20 年の詳細分析：https://www.mhlw.go.jp/toukei/saikin/hw/jinkou/tokusyu/furyo10/02.html(2019 年 4 月 21 日閲覧)
4) 日本医療機能評価機構医療事故防止事業部：医療事故情報収集等事業 医療事故第 26 回報告書（2011 年 4 〜 6 月）：http://www.med-safe.jp/pdf/report_26.pdf
5) 中島純子：食品の窒息予防に関する歯科的提言．嚥下医学 **8**(1)：50-54，2019.
6) 水口俊介・他：高齢期における口腔機能低下─学会見解論文　2016 年度版─．老年歯医 **31**：81-99，2016.

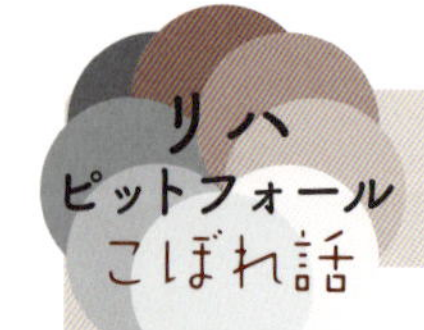

I SBARC を活用しよう！

患者さんが急変したり緊急事態が生じたりしたときに，あわててしまい，状況をどう報告したらよいか口ごもってしまうことがあるだろう．簡潔に確実に情報を伝えるためのコミュニケーションツール SBAR がある．SBAR は伝えるべき四つの項目の頭文字である．

Situation　　　　(状況)：「何が起きているか」を一言でシンプルに．

Background　　　(背景)：「どのような患者に」生じている問題か．

Assessment　　　(評価)：「(報告者が)何」を心配しているのか．

Recommendation (提案)：「どうしてほしいか」を具体的に伝える．

コミュニケーションエラー防止のために Identity (報告者，対象者の同定) を最初に述べてから SBAR で報告し，最後に Confirm (口頭指示の復唱確認) するところまでを加えて，I SBARC ともされる．

この事例で主治医を急いで電話で呼ぶときの伝え方は以下のとおり．

I 「リハ病棟の A(自分) です．入院患者の B さんが」

S 「病棟の食堂で食事介助中に食べ物を喉につまらせました」

B 「背部叩打法ですぐに息をふきかえしましたが，意識軽度混濁し呼吸が乱れています．呼吸数 30 回，サチュレーションは 92%，血圧 194/96，脈拍数 145 です」

A 「窒息後の病状が回復していない恐れがあります」

R 「すぐに病棟に来てください」

(主治医の口頭指示を受けて)

C 「はい，先生が到着するまで酸素吸入の準備をして観察を続けます．サチュレーションが 90%を割るようでしたら酸素吸入を 1 L で開始します」

コツは，S(状況) で (できれば一言で) 簡潔に緊急性を強調すること，R(提案) でどうしてほしいのかを明確に述べることである．I SBAR の順で報告することで，具体的かつ説得力をもって情報を伝達できる．そして C(復唱) で指示間違いを防止する．

急変時の報告が苦手という職員は多い．I SBARC の順で報告することを普段から行うようにするといざというときに慌てないですむ．

Case 12 脊髄梗塞リハ中に発生した異所性骨化の症例

事例 50代男性，脊髄梗塞による対麻痺

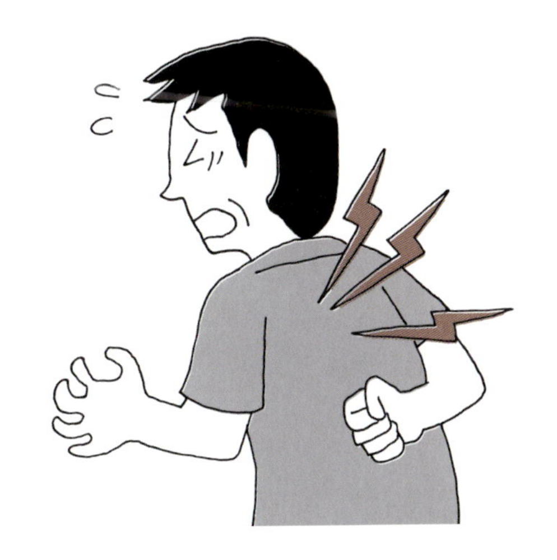

●現病歴

突然の背部痛と対麻痺のため近医に救急搬送された．急性大動脈解離（Stanford A型）および脊髄梗塞と診断され入院．緊急ステントグラフト内挿術が施行された．発症から1カ月後に，状態安定後のリハ目的で当院へ転院となった．

●既往歴　高血圧症．

●生活歴　未婚であり賃貸住宅で独居．仕事は事務職．

●現症　意識清明．不全対麻痺，第5胸髄節機能残存．MMT（Key muscles）L2両側：1／5，L3両側：2／5，L4両側：2／5，L5両側：2／5，S1両側：2／5．感覚は触覚・痛覚共にT6以下重度鈍麻．American Spinal Injury Association（ASIA）Impairment Scale：C．上肢の麻痺はなし．関節可動域制限なし．排尿障害のため尿道カテーテル留置中．便意なく便失禁を認める．寝返り：軽介助，起き上がり：中等度介助，座位保持：軽介助．ADL：食事は自立，他は中等度～全介助．

●検査および画像所見　当院入院時の腹部単純X線像，CT：股関節周囲の明らかな石灰化を認めない（図1，2）．

血液検査でもCRP（C反応性蛋白），ALP（アルカリフォスファターゼ），CPK（クレアチンフォスフォキナーゼ）の上昇を認めなかった．

●リハ処方　車椅子上でのADL自立を入院初期の目標とし，関節可動域訓練，筋力増強訓練，基本動作訓練より開始．立位・歩行訓練，ADL訓練を進め，最終的には復職を目指す．

●リハ経過　入院後1カ月で車椅子ーベッド間の移乗，車椅子での移動や自己導尿も自立した．両下肢の筋力はMMT：3～4／5まで向上し，2カ月で歩行器歩行も軽介助レベルとなった．異所性骨化を誘発しないように注意しながら訓練を行っていたが，入院後3カ月で撮影した腹部単純X線像（図3）で偶発的に左股関節周囲の石灰化が見つかった．CT（図4）では

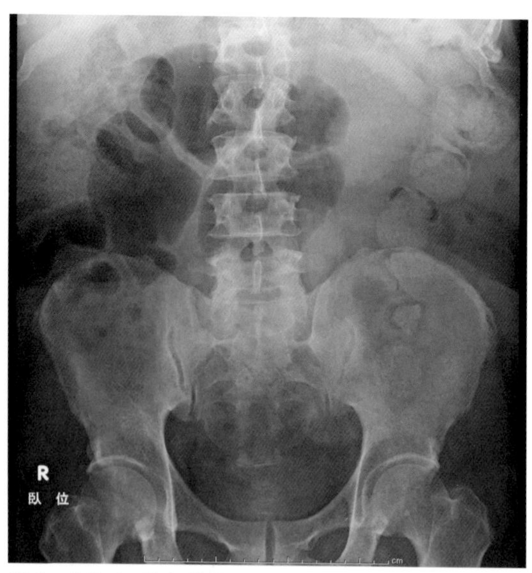

図１　入院時の腹部単純Ｘ線像
両側股関節周囲に異常を認めない．

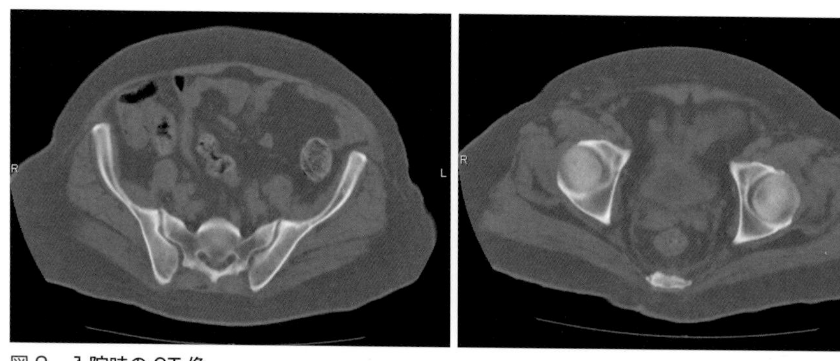

図２　入院時のCT像
入院時のCTでは異所性骨化を疑う所見を認めない．

左腸骨から大腿骨頭の外側に明瞭な石灰化を認め，異所性骨化と診断した．自覚症状は左股関節のわずかな違和感のみで，診察上も炎症所見はなく，左股関節の軽度の内旋制限を認めるのみであった．

エチドロン酸二ナトリウムの投与で経過をみたところ，骨化の拡大や関節可動域制限の悪化は生じなかった．車椅子ADLは自立し，屋内歩行器歩行も自立，単身生活可能となり，入院後６カ月で自宅退院となった．

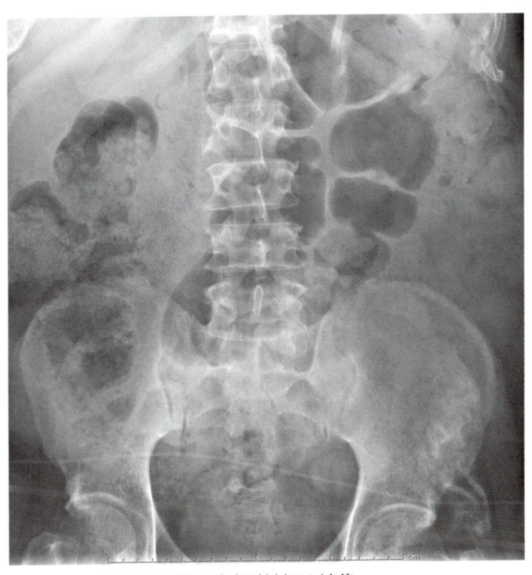

図３　入院後３カ月の腹部単純Ｘ線像
左股関節外側に石灰化を認める.

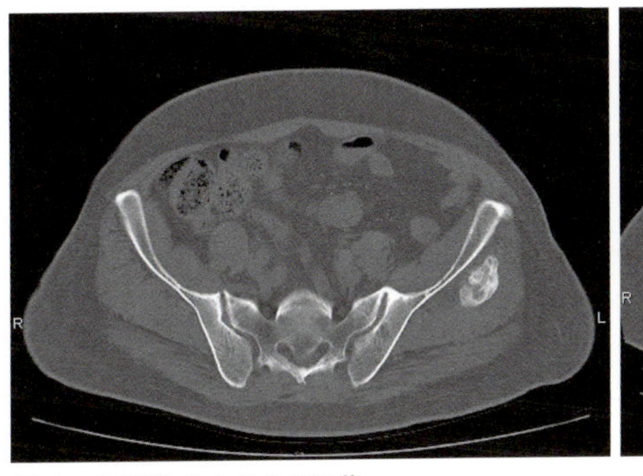

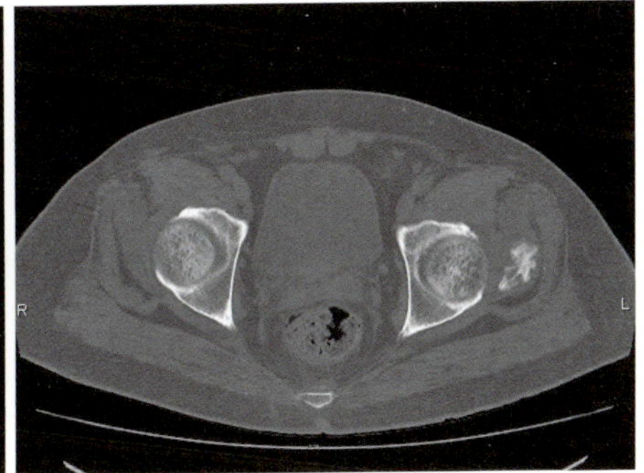

図４　入院後３カ月のCT像
左股関節外側に石灰化を伴う腫瘤性病変を認める.

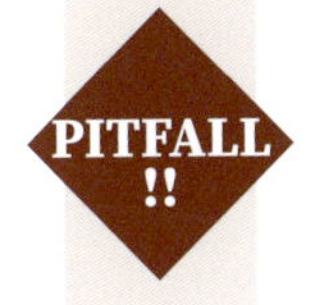

初期の段階では異所性骨化を見つけられず，骨化が進んだ時点で偶発的に診断する結果となった.

病態検討

Ｘ線像で骨化を認めていることから，異所性骨化の発症から既に相当の時間が経過していると考えられた．異所性骨化診断時の血液検査では，CRP，ALP，CPK，いずれも正常範囲内であった．入院経過中に本人のみならず脊髄損傷のリハ経験豊富なスタッフも異所性骨化を疑うような症状や所見に気づいておらず，発症時期は確定できなかった.

ピットフォールに至った要因

❶熱感，腫脹，発赤などの炎症所見がなく，精査するきっかけがなかった．
❷順調なリハ経過のためスタッフも異所性骨化の合併を疑わなかった．

リスク回避のためにできること

関節周囲の炎症所見があれば，異所性骨化を疑い精査を行うため診断は容易である．本症例では，診断後に改めて診察して初めてわかる程度のわずかな違和感と可動域制限であったため，精査のきっかけがないまま骨化が進行する経過となった．骨シンチグラフィや CT によるスクリーニングも早期診断には有用であるが，施設によっては実施困難と思われる．より高頻度に行いやすい検査として，超音波検査によるスクリーニングの有効性が報告されており，炎症所見が乏しい症例でも定期的な検査で発見できる可能性がある．

ただ，これらの検査以上に重要なのは，日々の診療において脊髄障害のリハにかかわるスタッフ全員がわずかな症状や所見を見逃さないような体制を整えることである．

POINT 炎症所見が乏しい異所性骨化に注意！

文献

1) 二瓶隆一・他：合併症の予防と対策．頸髄損傷のリハビリテーション 改訂第 3 版，協同医書出版社，2016，pp169-171.
2) Rosteius T et al：The sensitivity of ultrasound screening examination in detecting heterotopic ossification following spinal cord injury. *Spinal Cord* **55**(1)：71-73, 2017.

III. 在宅・生活期の現場で

PITFALLS

IN CLINICAL PRACTICE OF REHABILITATION

Case 13 骨折を繰り返した遷延性意識障害の症例

事例 30代男性，遷延性意識障害，四肢多発骨折

●**主訴**　右大腿近位部の変形．

●**現病歴**　201X－13年交通事故による急性硬膜下血腫，開頭除圧手術後に右脳梗塞を発症し，四肢麻痺と意識障害が残った．硬膜外膿瘍や肺炎を併発し，開頭除圧手術，気管切開・人工呼吸器装着，胃瘻造設を経て201X－12年から自宅療養を続けていた．在宅療養では，障害者自立支援法での生活介護サービス（重度訪問介護，生活介護，短期入院），自立支援医療（訪問リハ，訪問看護，訪問診療），自動車事故対策機構（NASVA）委託病床での短期入院制度を利用し，訪問リハは当院事業所が担当していた．

201X年9月，可動域訓練時中に右大腿部に異常音と変形を認め，当院受診し右大腿骨転子下骨折と診断され，B病院へ転院し骨接合術（髄内釘）を受けた（図1，2）．術後当院の回復期リハ病棟に入院し，同年10月にいったん自宅退院したが，在宅での入浴（シャワーチェアの使用）や外出（エレベーター内への車椅子の乗り入れ）が困難であることがわかり，同年11月に再入院した．再入院では

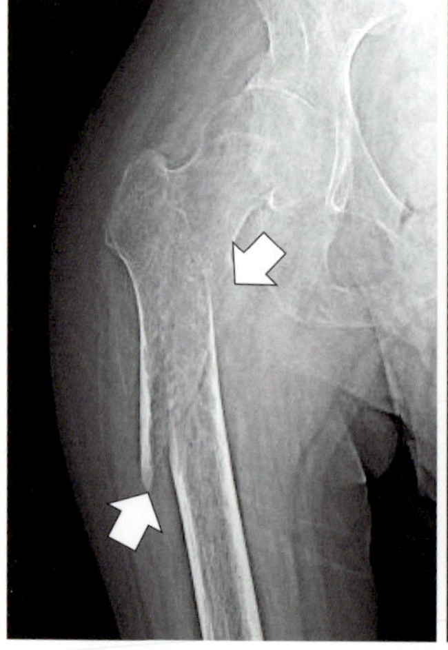
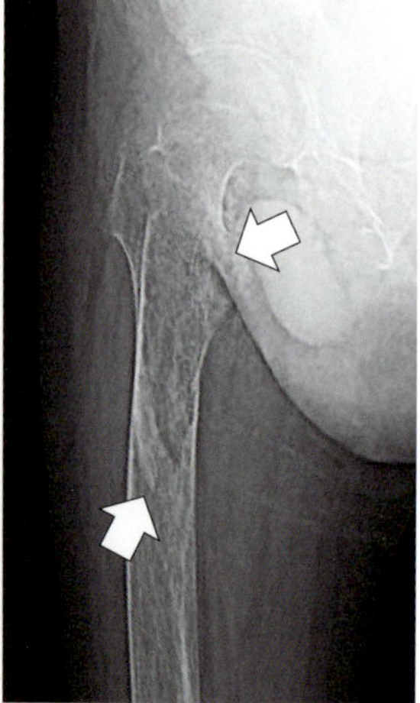

図1　骨折時の単純X線像（201X年9月）
右大腿骨転子下骨折．

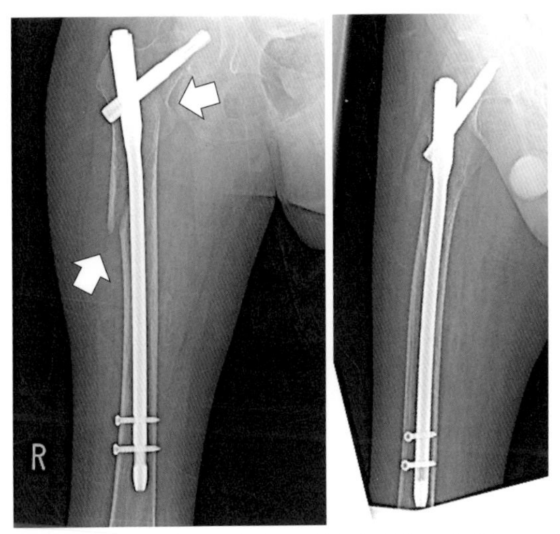

図2　手術（髄内釘）の単純X線像（201X年9月）

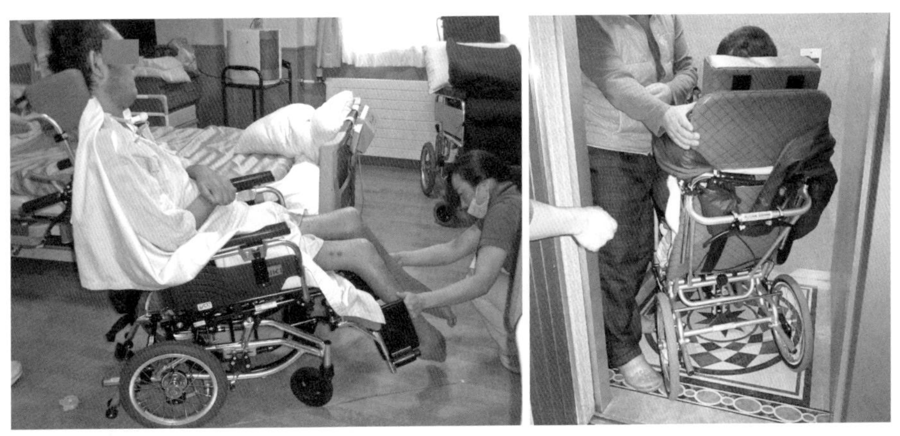

図3　車椅子座位（201X年12月）
右膝関節屈曲は75度となり，マンションのエレベーターへの乗り入れが可能となった．

術後の右膝関節可動域制限に応じた移乗方法と座位姿勢の検討，ティルト・リクライニング車椅子の調整を行い，201X＋1年2月に自宅退院した（図3）．

訪問リハ中の骨折に関しては発生直後に医療事故として謝罪し，治療のための入院治療費，手術費用，骨折発生後12カ月後までの自立支援医療費自己負担分を賠償した．骨粗鬆症が高度のため，更衣，移乗などの通常の介護で骨折する可能性が高いことを説明していたが，その後の経過観察で201X＋1年4月に左大腿骨転子下骨折（図4），201X＋1年6月に左上腕骨頸部骨折（図5），201X＋3年11月に右上腕骨骨幹部骨折が起きていたことが判明した（図6）．

●**既往歴**　外傷性脳損傷，硬膜外膿瘍，遷延性意識障害，症候性てんかん，骨折のリスクが高い骨粗鬆症．

●**生活歴**　総合支援法制度を利用して，両親が在宅（マンション）で介護を行ってきた．

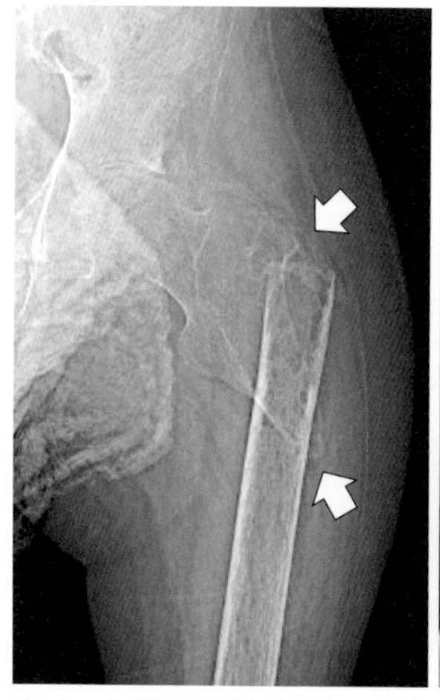
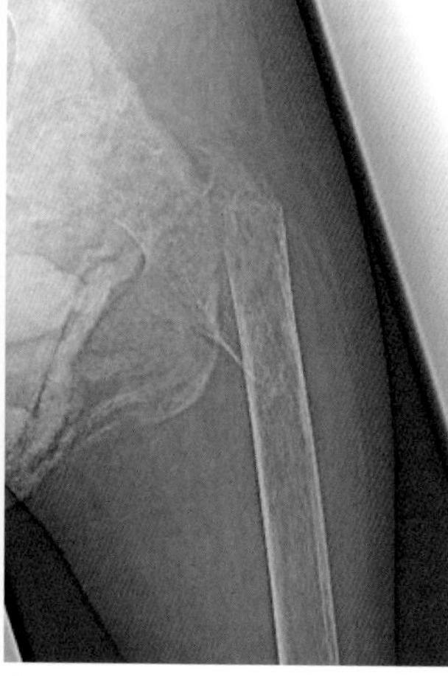

図 4　左転子下骨折単純 X 線像（201X+1 年 9 月）
著明な短縮転位がある．骨折の原因は不明．

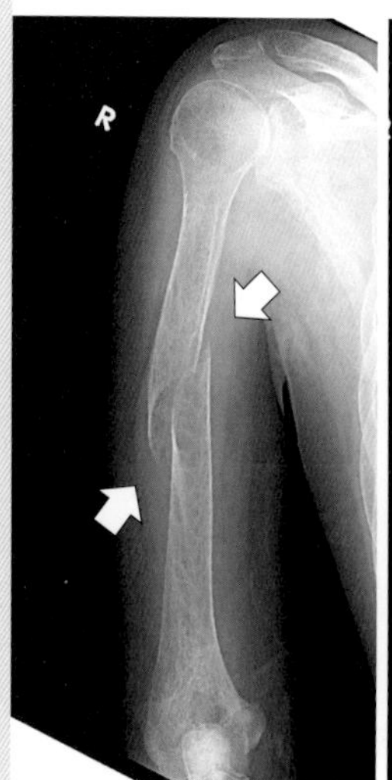

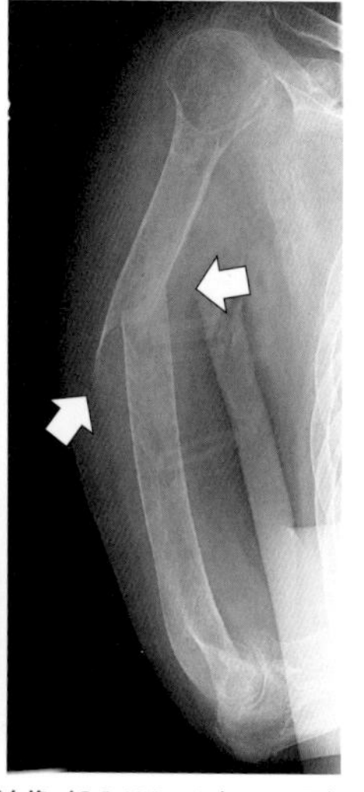

図 5　右上腕骨骨折単純 X 線像（201X+1 年 11 月）
回旋屈曲転位がある．骨折の原因は不明．

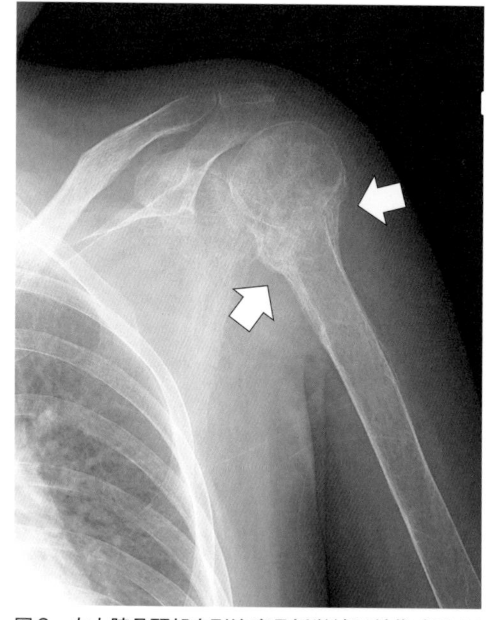

図 6　左上腕骨頸部変形治癒骨折単純 X 線像（201X +3 年 12 月）
骨癒合が完了している．骨折時期・原因は不明．

●**現症**　遷延性意識障害，四肢麻痺，気切・胃瘻造設，呼吸不全による人工呼吸器装着，骨折のリスクが高い骨粗鬆症〔超音波骨密度測定 T-score：−2.87，YAM（Young Adult Mean，若年成人比較%）値：51%〕．

●**画像所見**　201X 年入院時：胸部単純 X 線像・CT：右横隔膜挙上，心胸郭比の増大，背側無気肺，脳 CT：陳旧性脳梗塞，水頭症（図 7）．201X 年右大腿骨転子部骨折と術後：

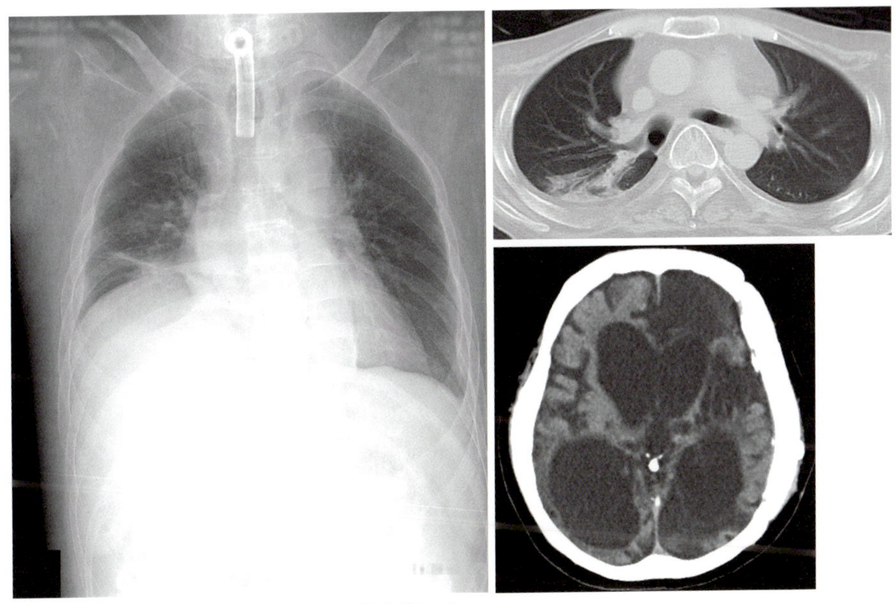

図 7　胸部単純 X 線像・CT，頭部 CT（201X 年）

転子下斜骨折で近位骨片は屈曲回旋転位があるが髄内釘とラグスクリュー，ロッキングスクリューで強固に固定されている（図 1，2）．

●**リハ処方**　当院入院時には四肢関節の不良拘縮予防と肺理学療法，座位姿勢保持と安全な移乗のための福祉用具検討を行った．退院後は訪問リハで，良肢位保持，体位交換，車椅子座位，肺理学療法を継続した．

●**リハ経過**　右大腿骨転子下骨折の術前の膝関節の屈曲可動域は 80 度であった．術後膝拘縮のため屈曲可動域は 65 度となり，受傷前に使用していたティルト・リクライニング車椅子では，伸びた脚がつかえてマンションのエレベーターへ乗り入れできないことがわかった．プラスチック製大腿部コルセットを装着し，髄内釘遠位端の骨折を防止して膝の他動可動域訓練を行い，最終的には 75 度まで屈曲が可能となった．

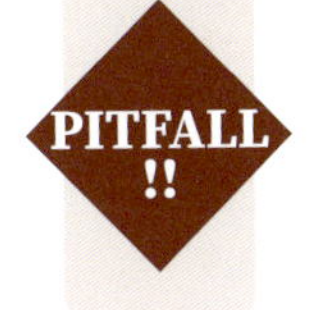

遷延性意識障害，高齢の寝たきり，重度麻痺のため立位歩行困難な症例では，骨折のリスクが高い骨粗鬆症を合併し，リハや介護（体位交換，更衣，入浴，排泄介助など）により容易に骨折が起こる可能性がある．

病態検討

無重力や長期臥床では通常の骨粗鬆症の約 10 倍の速さで骨量が減少し，骨折や尿路結石のリスクが増大するといわれている．若年であっても遷延性意識障害例は，骨強度が低下し四肢の関節拘縮があり柔軟性がないために，関節可動範囲を超えると容易に骨折に至る．本症例の初回の骨折は大腿骨転子下の斜骨折であり，股関節屈曲・外転・外旋時に骨折部にストレスが集中したことが推察される．更衣，排泄（オムツ交換），体位変換時は下肢では大腿骨近位端，顆上部，上肢では上腕骨頸部，骨幹部で骨折が起きやすい．

骨折は外力が作用して起こり，覚醒状態では急激な疼痛のための悲鳴や喚声があるが，遷延性意識障害では発声や表出がないことが多く，腫脹，皮下出血，変形も見逃されることがある．

ピットフォールに至った要因

❶長期の遷延性意識障害例では骨粗鬆症の程度が強いことへの配慮が足りなかった．

❷訴えの表出が困難であり，骨折に伴う異常運動，変形，腫脹などの変化に注意が払われなかった．

リスク回避のためにできること

右大腿骨転子部骨折が発生した際に，セラピストは異常音と骨折部の異常可動性から骨折の可能性に直ちに気づいて，必要な処置をとることができた．長期の遷延性意識障害では，骨折のリスクの高い骨粗鬆症を伴うことを，リハビリテーション・ケアにかかわる全職種が共有する必要がある．

POINT

1. 遷延性意識障害では高度の骨粗鬆症を伴う．
2. 関節の他動運動など介護に伴う骨折が起きやすい．
3. 骨折が起こっても，痛みの訴えや骨折に伴う症状に気がつかないことがある．

文献

1）LeBlanc AD et al：Skeletal responses to space flight and the bed rest；a review. *J Musculoskeletal Nueronal Interact* **7**：33-47, 2007.

2）増井文昭・他：介護骨折の治療 －上腕骨骨幹部骨折および大腿骨骨幹部/骨端部骨折を中心に－．東日本整災会誌 **27**：25-29，2015.

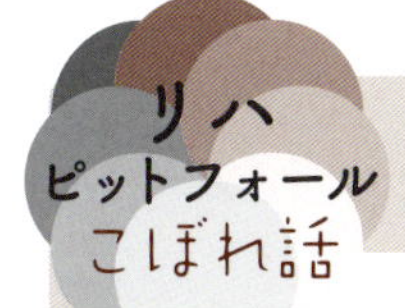

リハビリテーション・ケアの合併症とその責任

医療，介護の現場ではときに予測しない合併症が起こる．寝たきりの高齢者や遷延性意識障害者に起こる「介護骨折」もその１つであろう．軽微な外傷などによって骨折する可能性が高くても，リハビリテーション・ケアによって骨折が起こった場合，かかわったスタッフ，施設・病院側の注意義務が軽減されるわけではない．そうした身体条件であればなおさら注意義務の水準は引き上げられる．すなわち「知っていたのに必要な措置を取らなかった」と判断される根拠にもなる．

では，最初からリスクの高い場合はどうすればよいか？ 本人や家族が「受け入れられるリスク」を共有することが必須条件になる．リハビリテーション・ケアによって起こり得る合併症について十分な説明と同意を得て，書面に残しておくことが必要である．これは必ずしも訴訟されないためではなく，「知っていて必要な措置をとっている」という心構えをリハビリテーション・ケアを提供する側がもつためでもある．

不幸にして取り返しのつかない合併症が起こったときでも，真摯な謝罪と原因の究明・再発防止の表明をできるだけ早期に行う必要があるのだ．

Case 14 大腸がん患者の上腕動脈血栓，深部静脈血栓の症例

事例 70代女性，介護期の冷感としびれを伴う上肢痛，終末期の浮腫と紅斑を伴う下肢痛

●**主訴**　介護期上肢痛，終末期の下肢痛．

●**現病歴**　ポリオ後遺症，関節リウマチによる多関節障害，転倒による上腕骨骨折，大腿骨骨折などで，60代半ばから在宅で介護サービス(訪問リハ，訪問介護，訪問看護)を利用し，自宅療養を続けていた(図1，2)．201X年4月急性腹症でA病院に搬入，卵巣囊腫破裂と診断され腹式両側付属器摘出術を受けた．入院中下血があり，大腸ポリープ生検で横行結腸がんと診断されたが，外科治療や化学療法を希望せず．201X年6月から「腹部手術後の廃用症候群」で当院回復期リハ病棟に2カ月間入院し，その後自宅退院した．この頃から関節リウマチによる右肩の下方亜脱臼を繰り返すようになったが，骨頭押し上げと外旋により簡単に整復できた(図3)．

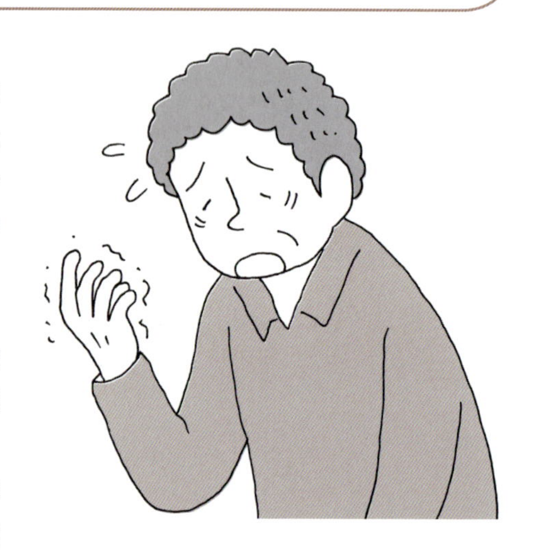

201X+1年6月Y日右手指の冷感としびれを伴う上肢痛と握力低下を自覚した．同月，病的骨折による神経障害疑いで当院を受診したが，単純X線像では骨病変はなく末梢循環障害が強く疑われた．B病院に紹介入院し，造影CTで右上腕動脈血栓と診断され，同日局所麻酔下血栓摘出術(上腕動脈切開，3Fr Fogarty balloonによる血栓除去)を受けた(図4)．術後ただちにしびれと冷感，運動障害は改善した．

201X+1年8月自宅退院，介護サービスを利用して在宅療養を継続した．201X+1年10月肺炎のためA病院での3週間の入院後には，車椅子への移乗も全介助となり，ほぼ寝たきりの生活になった．201X+2年2月Z日左大腿部遠位に皮下出血を疑わせる皮膚変色，顆上部から足部までの浮腫が出現したが，皮膚温の低下はなかった．翌日から下血，呼吸苦，頻脈，血圧低下をきたし，経口摂食が困難となり，酸素投与を行うも徐々に意識が低下し，Z+10日には家族に見守られながら息を引き取った．

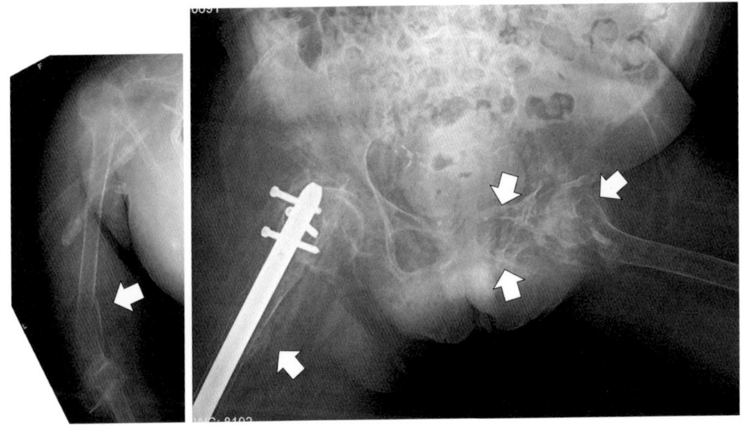

図1 201X 年の右上肢，骨盤
右上腕骨遠位 1/3 の変形治癒骨折，右大腿骨近位 1/3 の手術後治癒骨折，左恥坐骨変形治癒骨折，左大腿骨頸部骨折偽関節.

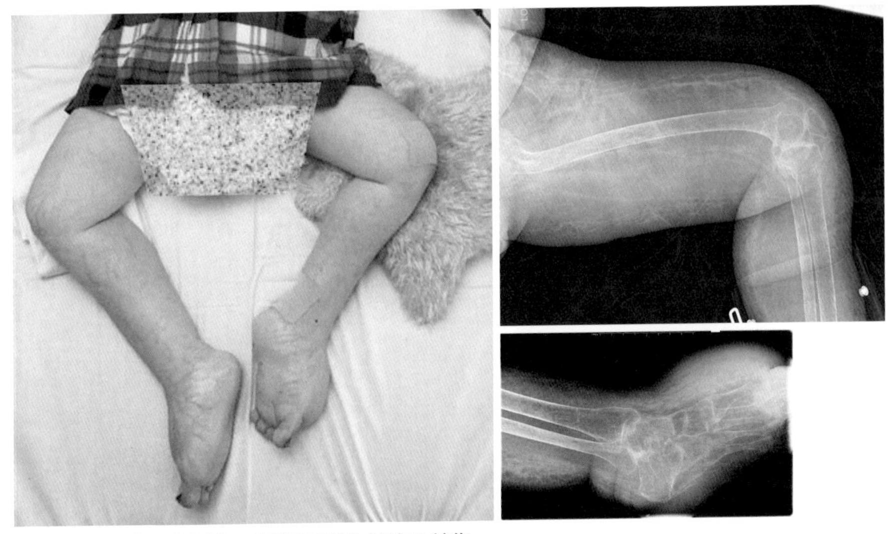

図2 201X 年の左下肢，足部の所見と単純 X 線像
両下肢に高度のリンパ浮腫があり，特に麻痺側の左下肢に強い．右大腿骨骨幹部骨折，左大腿骨頸部骨折後で両股屈曲外旋・膝屈曲拘縮がある.

在宅療養には居宅介護支援事業所をはじめ，多くの介護サービス事業所がかかわったが，サービス提供者と信頼関係を築くことがしばしば困難であった．事業所やスタッフがたびたび入れ替わったが，当院の訪問リハスタッフには当初から信頼を寄せ，在宅療養の終末までリハスタッフがかかわることができた.

●既往歴 ポリオ後遺症（生後 3 カ月ポリオに罹患，重度の右上肢麻痺と左下肢麻痺），関節リウマチ（35 歳に発症，Stainbrocker stage Ⅳ，class Ⅲ，ムチランス型手指変形），高血圧（50 代），膵嚢胞と両下肢リンパ浮腫（60 代），骨折リスクの高い骨粗鬆症（60 代），足趾爪白癬，腋窩・臀部皮膚炎（70 代）.

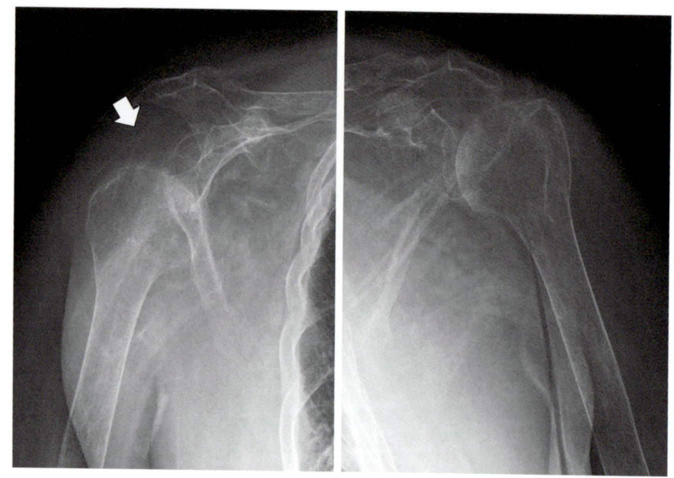

図 3　201X+1 年 3 月の両肩単純 X 線像
右肩関節は下方脱臼しているが押し上げると容易に整復される.

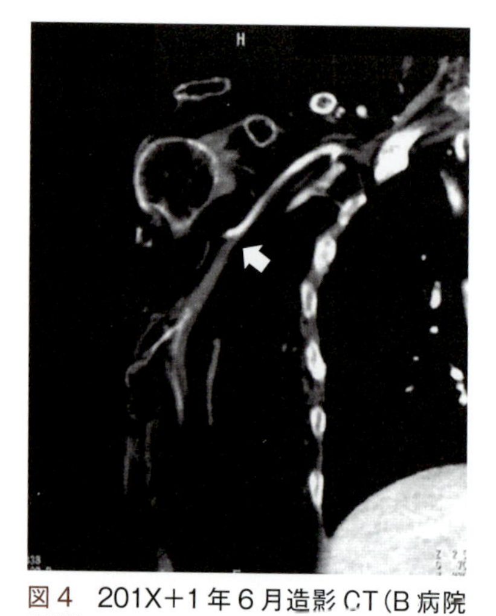

図 4　201X+1 年 6 月造影 CT（B 病院提供）
右上腕動脈の中枢側に狭窄と約 4 cm の描出不能があるが，側副血行が比較的発達している.

●生活歴　60 代まで同居の義母を介護，義母逝去後は夫とバリアフリーの一軒家に二人暮らし．腹部手術後は，夫が家事全般を担い，本人のペースに合わせて更衣，排泄，体位交換の介助を行っていた．長男は結婚し市内に在住，両親の支援を行っていた.

●現症　ポリオ後遺症：右 C5-7，左 L1-S2 の重度麻痺，関節リウマチによる上下肢多関節障害（Stainbrocker stage Ⅳ，class Ⅲ，環軸椎亜脱臼，右肩習慣性亜脱臼，両肘動揺関節，ムチランス型手指変形，両股関節・膝関節屈曲拘縮，両外反母趾），両下肢リンパ浮腫（図 2）.

●画像所見　高度の骨萎縮，関節拘縮，変形治癒骨折.

●**検査所見**　201X＋1 年 3 月（上肢動脈血栓発症約 3 カ月前の定期検査）　WBC：10500/μL，RBC：362×10⁴/μL，Hb：6.6 g/dL，TP：5.9 g/dL，Alb：2.6 g/dL，AST：16 U/L，ALT：16 U/L，LDH：138 U/L，ALP：321 U/L，TB：0.3 mg/dL，BUN：16.3 mg/dL，Cr：0.26 mg/dL，Na：133 mEq/L，K：3.7 mEq/L，APTT：22.8 sec，PT：99％，PT：INR 1.01，ATⅢ：88％，D-dimer：14.7 μg/mL，RF：150IU/mL，MMP-3：102.9 ng/mL，CRP：2.66 mg/dL，CEA：14.4 ng/mL，CA19-9：75.5 U/mL，ECG：心房細動なし．

●**リハ処方**　訪問リハを開始した 60 代後半は，ベット上では自力で座位となり，片松葉杖で支えベッド横で一旦立位になってから車椅子に移乗できた．この時期は関節機能温存，基本動作維持，リンパ浮腫軽減を目的に訪問リハを行った．腹部手術後の在宅療養になった 201X 年 8 月以降，基本動作の自立度が徐々に低下したが，日中離床し居間で絵を描きたいという希望があったため，従来の訪問リハに加え，移乗の際の腰痛・左下肢痛を軽減するため環境調整（ベッド柵，移乗マット，足部を固定するためのプラスチック装具作成，車椅子変更）を行った．201X＋1 年 10 月の肺炎後はほぼ寝たきりの状態になり，臥床時間が増え褥瘡（両肘部，臀裂部），皮膚炎（両腋窩，そけい部）が発生したため，体温，血圧，呼吸，経皮的酸素飽和度などのバイタルサインを確認しながら良肢位保持のための体位調整，肺理学療法を行った．

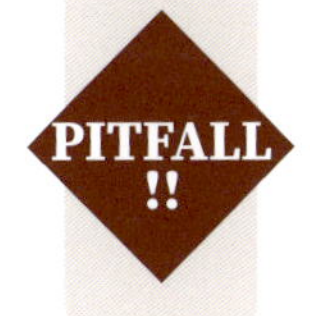

がん患者の四肢痛は，転移による病的骨折，神経障害や高度の骨粗鬆症による骨折以外に末梢循環障害が原因となることがある．

病態検討

がんの骨転移による病的骨折，脊椎転移による脊髄症状，神経根症状により四肢の運動知覚障害が発生することがある．重度の麻痺や長期間の臥床，関節リウマチ，長期間のステロイド使用は，骨折のリスクが高い骨粗鬆症を合併し，軽微な外力で骨折が発生する．本症例は上肢痛で当院受診時に「病的骨折」を疑ったが，疼痛，運動知覚障害以外に皮膚の蒼白と脈拍消失があり，上腕動脈の閉塞も疑った．上肢の動脈閉塞は下肢に比べ少ない．急性閉塞は心腔内血栓由来が多く，慢性閉塞は動脈硬化性閉塞で，作業や動作など物理的な因子があると報告されている．本症例は心房細動や弁膜症などの心臓疾患の既往はなく，側副血行がみられたことから慢性閉塞と考えられるが，関節リウマチでのステロイドの長期間使用，習慣性肩関節亜脱臼による腋窩動脈への機械的な圧迫も誘因となったと思われる．

終末期にみられた左下肢の循環障害とそれに続く呼吸障害は深部静脈血栓症と肺梗塞の疑いがある．大腸がんとその経過中の合併疾患についての再入院，精査は希望せず，在宅での緩和医療を希望していたため，確定診断のための画像診断はできていない．担がん状態，下肢麻痺，長期臥床，悪性腫瘍，ステロイドの長期間使用は下肢深部静脈血栓症と肺塞栓症の危険因子であり，D-dimer が 10 μg/mL 前後で推移していたのもその推論の根拠である．

ピットフォールに至った要因

❶心肺機能（心不全，肺炎，脱水など）や骨転移を念頭に経過を観察していたが，担がん状態で重度の運動障害があり末梢循環障害のリスクが高かった．

❷入院精査を希望せず，検査に基づいた薬物療法ができなかった．

リスク回避のためにできること

担がん患者の終末期は臥床時間が長くなり，深部静脈血栓症のリスクは高くなる．終末期にかかわるリハ・ケアスタッフは，化学療法や放射線の合併症，骨転移，悪液質などとともに，凝固・線溶系の異常も念頭に置いてかかわる必要がある．終末期リハ・ケアの内容は，症例，病態などによって多様である．「患者・家族の自己決定権を尊重」したかかわりが基本だが，検査・治療の必要性と患者の自己決定権については，終末期になるほどこの境界は判然としなくなるのも，現場では経験するジレンマの1つである．終末期を控える患者・家族とは，彼らが望む医療やケアについて繰り返し話し合う機会をもつことが必要であろう．

POINT

1. **急性発症する四肢の疼痛には，動脈塞栓などの末梢血管障害が原因となることもある．**
2. **担がん患者の終末期には凝固・線溶系の異常が合併するため，静脈血栓，肺塞栓を念頭に置く！**

文献

1）日本循環器学会：末梢閉塞性動脈疾患の治療ガイドライン 2015年改訂版（2014年度合同研究班報告）：http://www.j-circ.or.jp/guideline/pdf/JCS2015_miyata_d.pdf
2）日本循環器学会：肺血栓塞栓症および深部静脈血栓症の診断，治療，予防に関するガイドライン 2017年改訂版（2016-2017年度活動報告）：http://www.j-circ.or.jp/guideline/pdf/JCS2017_ito_h.pdf
3）池田正孝・他：悪性腫瘍と血栓塞栓症．診断と治療 **104**(5)：573-577，2016．
4）野村真治・他：上肢急性動脈閉塞症の検討．日臨外会誌 **64**(3)：570-574，2003．

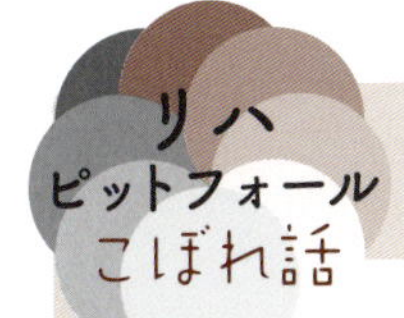

終末期リハで考えたいこと

地域リハ活動の先達の一人である大田仁史先生（茨城県立健康プラザ管理者）は，終末期リハとケアで重要なこととして，①最後まで人間らしさ（尊厳）を保証する，②看護や介護困難を予防，解除する，の 2 点を挙げている．具体的には，1）清潔の保持，2）不動による苦痛の解除，3）不作為による廃用症候群の予防，4）著しい関節の変形・拘縮の予防，5）呼吸の安楽，6）経口摂取の確保，7）尊厳ある排泄手法の確保，8）家族へのケア，をリハの視点で支援することであると述べている（大田仁史講演集 3 ―介護予防と終末期リハビリテーション，荘道社，2009）．

「治る見込みがない病気になった場合，どこで最期を迎えたいか？」，内閣府の調査（平成 29 年度版高齢社会白書）では「自宅」が 54.6％で最も多い．「自宅で最後まで療養するのが困難な理由（複数回答）」では，「介護してくれる家族に負担がかかる」が最も多く約 80％に上る．今後日本は多死社会を迎え，終末期を在宅で過ごす高齢者が増えるであろう．家族に対するリハ支援もまた，本人が安心して在宅で療養を続けるために必要なことである．

Case 15 自宅改修の申し送りが実施されず転倒した事例

事例 80代女性，脳梗塞で回復期リハビリテーション病棟入院

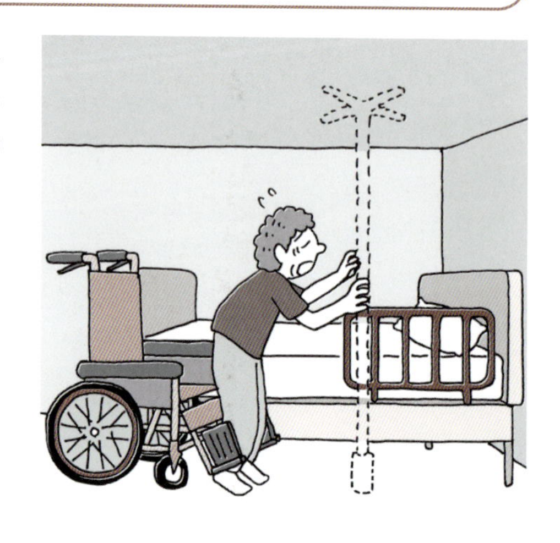

●**現病歴**　脳梗塞（左前大脳動脈領域の脳血栓症）で急性期治療後，回復期リハ病棟に転院しリハを継続．右片麻痺 Brunnstrom Stage：上肢Ⅲ，手指Ⅱ，下肢Ⅴ．MMSE：18／30，血管性認知症で認知自立度Ⅱ（日常生活に支障をきたすような症状・行動や意思疎通の困難さが多少みられても，誰かが注意していれば自立できる）．移乗は柵を使用し自立．移動は病棟内車椅子自立となった．入院中に家庭訪問を行い，ベッド－車椅子間の移乗のための縦手すりをベッド横に設置することとし，車椅子の配置や足の位置なども詳細に決めて自宅ベッド周囲環境を設定した．病棟のベッド周囲も退院後の自宅環境に準じた配置として，移乗訓練とともに生活場面でも反復した．退院前にケアマネージャーに必要な機器や設定内容を文書で申し送った．

ところが，退院２日目に自宅ベッド横で転倒し救急搬送され，右大腿骨頸部骨折診断となり入院となった．観血的骨接合術が施行され，再度回復期リハ病棟に転院．リハを施行したが，下肢の支持性は骨折前よりも低下し，移乗・トイレ動作・更衣（下衣）の介護が必要な状態に留まった．排泄介助のため同居家族の外出が制限されるなど介護負担が増加し，デイケアの回数を増やしショートステイの定期的利用など介護サービスの再調整を要した．

転倒時の状況を確認したところ，ケアマネージャーに申し送ったベッドサイドの縦手すりが設置されておらず，ベッド柵だけであったことが判明した．

PITFALL !!

自宅退院直後の転倒による骨折．
移乗時に必要とされた縦手すりが設置されていなかった．

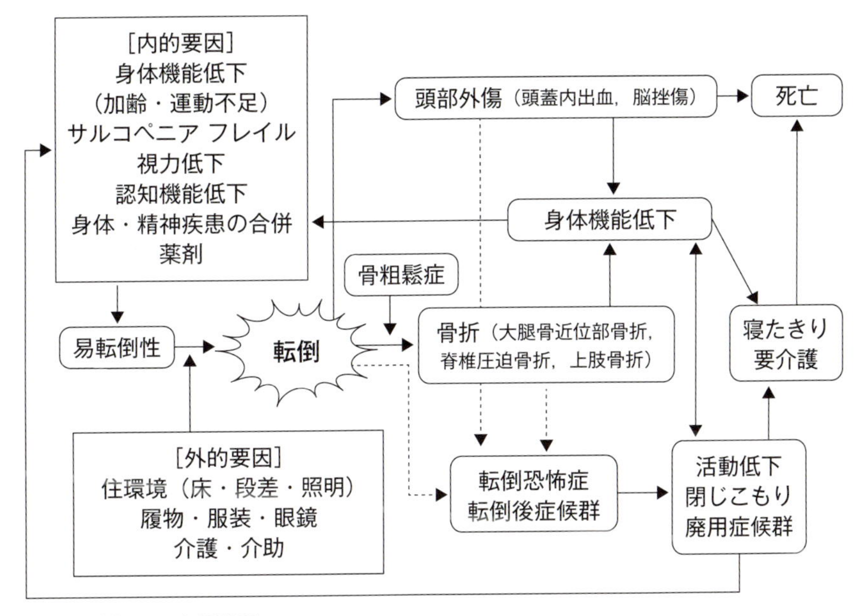

図1　転倒の要因と悪循環
（武藤芳照・他：転倒予防．臨整外 **40**(5)：537-548，2005 を武藤・他，2016，文献 5 が改変したものを元に作成）

病態検討

転倒は複数因子により引き起こされる．運動・視覚など身体機能低下や認知機能低下，疾病や薬剤といった内的要因により転倒しやすい状態となり，住環境など外的要因が加わり転倒が発生する．転倒による骨折や頭部外傷により身体機能低下がもたらされ，外傷を免れても転倒恐怖により活動低下が起こる．これらによりさらに身体機能・認知機能低下が引き起こされ悪循環に陥ると要介護や死亡にまで至る（図 1）．

国民生活基礎調査（平成 28 年）によると，介護が必要となった主な原因として「転倒・骨折」は 12.1%で「認知症」「脳卒中」「高齢による衰弱」に引き続き 4 位であり，特に女性では 14.9%で 3 位である（男性は 6.7%で 4 位）[1]（図 2）．

平成 29 年（2017）人口動態統計によると，不慮の事故死は死因順位の第 6 位で，そのうち転倒・転落・墜落が 9,673 人で不慮の事故死の約 4 分の 1 を占めている[2]（図 3，4）．

ピットフォールに至った要因

❶病棟で自立していても退院後に自宅で同様に実行できるとは限らない．特に認知症や高次脳機能障害があると，慣れているはずの自宅であっても退院直後の患者には新しい環境となり転倒する危険が高くなる．

❷退院準備にあたり移乗動作を詳細に評価し対応を検討した．縦手すりが有効と判断し設置位置，移乗の方法を統一し，病室に縦手すりを設置して練習を重ねた．ところが，自宅には申し送った環境が用意されておらず，移乗の際に転倒が発生した．

❸ケアマネジャーに改めて確認すると，申し送り文書で手すりが必要なことは伝わったが，縦手すりではなければならない理由が伝わっていなかったことがわかった．

❹当時は，退院前に外部の介護事業者を招いてのカンファレンスはあまり開かれていなかった．

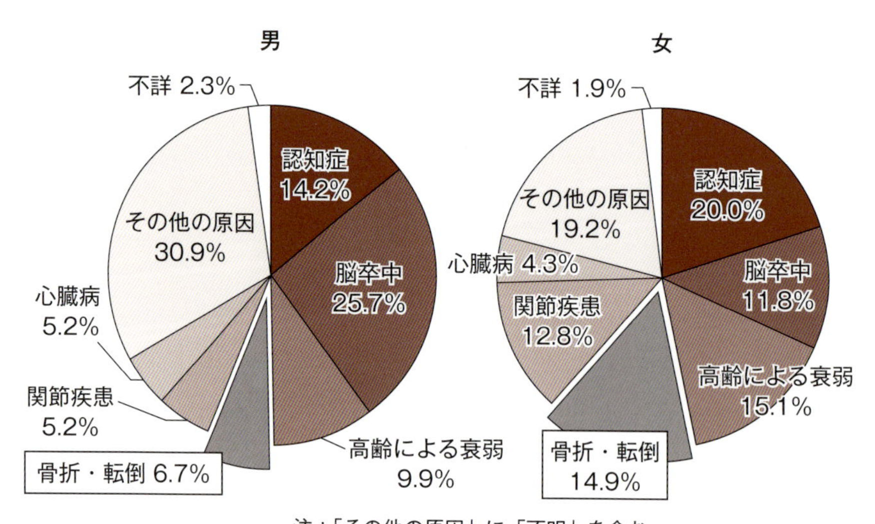

図２　性別にみた介護が必要となった主な原因の構成割合

（厚生労働省政策統括官，2018）[1]

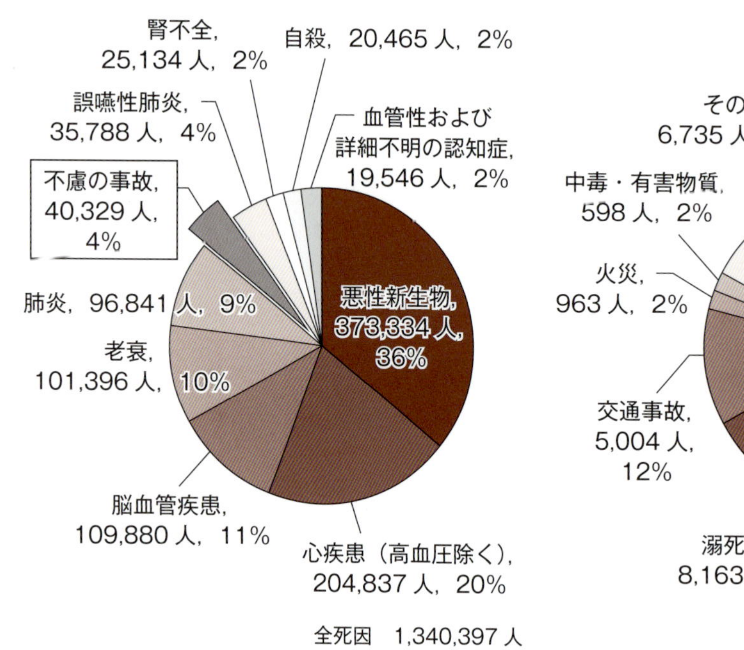

図３　死因順位－第 10 位まで

（厚生労働省）[2]

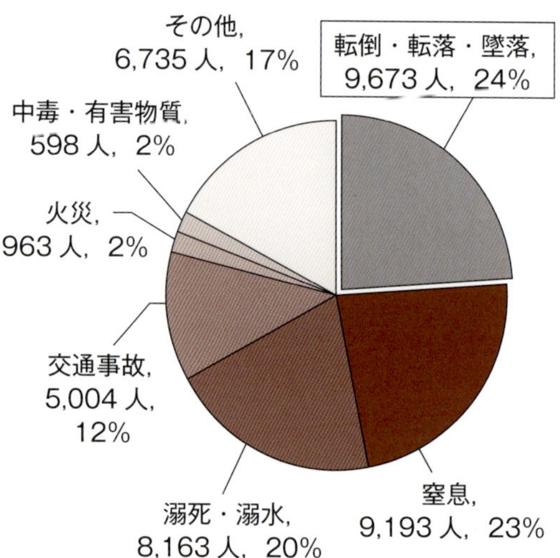

図４　不慮の事故死の内訳

（厚生労働省）[2]

担当ケアマネジャーは縦手すりの使用経験がなかったが，病院担当者はケアマネジャーがどの程度理解していたかについて気に留めていなかった．患者・家族への説明では必要性までは伝わっていなかった．

リスク回避のためにできること

「連携」とは「共有された目的を持つ複数の人及び機関（非専門職も含む）が，単独では解決できない課題に対して，主体的に協力関係を構築して，目的達成に向けて取り組む相互関係の過程」と定義される．そして「連携」は，①単独では解決できない課題の確認，②課題を共有し合える他者の確認，③協力の打診，④目的の確認と目的の一致，⑤役割と責任の確認，⑥情報の共有，⑦連続的な協力関係の展開という7つの段階を経て展開される[3]．

「顔の見える関係」といわれるが，これは，①単に顔がわかるという関係（顔がわかる関係）ではなく，②考え方や価値観，人となりがわかる関係（顔の向こう側が見える関係），さらには，③信頼感をもって一緒に仕事ができる関係（顔を通り超えて信頼できる関係）を含む．「顔の見える関係」を深めることで，「顔がわかるから安心して連絡しやすい」「役割を果たせるキーパーソンがわかる」「相手に合わせて自分の対応を変えるようになる」「同じことを繰り返して信頼を得ることで効率がよくなる」「親近感がわく」「責任のある対応をする」ようになる[4]．

専門職間のチームワークは，職種間の「相互作用性」「役割の開放性」「階層性」の違いによりマルチディシプリナリ（権威モデル），インターディシプリナリ（コンセンサスモデル），トランスディシプリナリ（マトリックスモデル）に分類される（表1）．医療－介護の「連携」のチームワークはコンセンサスモデルをとることが多いが，より高いレベルを目指して，互いの専門知識を吸収し，役割の代替可能性を高めることによりマトリックスモデルに近づいていく．

「連携」にあたり，多職種がそれぞれの専門性を活かして意見を交換し，一方向の情報提供に終わらないことが求められる．住宅改修や補助具の具体的な情報提供とともになぜそれが必要なのか，理由や目的を伝えることが重要である．生活の専門家であるケアマネジャーと目的が共有できれば，より建設的な議論が可能となる．その際，病院で使われる用語が介

表1　チームワークモデルの特徴

	相互作用性	役割の開放性	階層性
マルチディシプリナリ（権威モデル）	〈小〉 独立実践が基本	〈無〉 専門職の役割の明確化 高度な専門性の駆使	〈有〉 医学モデルに基づく 課題は専門職別に達成
インターディシプリナリ（コンセンサスモデル）	〈大〉 専門職相互の意思決定	〈一部あり〉 役割の重複・平等	〈無〉 異なるスキルを用いて 専門職が協働
トランスディシプリナリ（マトリックスモデル）	〈大〉 他専門職の知識技術の 相互吸収	〈有〉 役割の代替可能性 高度な技術使用の 可能性は低い	〈無〉 意思決定過程における 専門職の知識技術の寄与・ 相互依存性と平等性

（吉池・他，2009）[3]

表２　事故の原因による分類

レベル	内容	分類
レベル５	「どんな対策を講じても防げない事故」	避けられない事故
レベル４	「事故防止のためには高度な技術や特殊な知識を必要とする事故」	
レベル３	「基本的な事故防止対策や標準的な技術で防げる事故」	やるべきことをきちんとやれば防げる事故
レベル２	「ミスが原因で起こる事故」	
レベル１	「ルール違反で，起こる事故」	

〔山田 滋：完全図解 介護リスクマネジメント 事故防止編（三好春樹・他 監），講談社，2018，p36〕

護分野でも通用しているかなどの配慮も必要である．

患者の機能や能力は，環境の変化（入院→自宅，昼と夜）や時間の推移（退院時→数週間先→数カ月先）で変化する．変化に応じて設定や介助も変わるし想定外な事柄も起こり得ることにも留意が必要である．

転倒には，避けられる転倒とどうしても避けることができない転倒がある．避けられる転倒とは「やるべきことをきちんとやれば防げる転倒」のことである．事故が起きたときに必ず原因を分析する．原因がわかれば「やるべきこと」がわかる．事故は大小ではなく内容で５段階に分類する（表２）．レベル３以下は「やるべきことをきちんとやれば防げる事故」であり，やるべきことが何かを明確にして確実に実行する．それでも避けられない転倒があることを患者家族に丁寧に説明し，患者家族もチームの一員として，ともに転倒防止に取り組むことが求められる．

POINT

1. **転倒の多因子への対応．**
2. **「連携」には相互理解と目的の共有が必要！**
3. **「顔の見える」連携を深め「連携」を改善する努力が大切．**
4. **事故の原因を分析し，避けられる転倒を防止する．**

文献

1) 厚生労働省政策統括官（統計・情報政策担当）：平成 30 年国民生活基礎調査（平成 28 年）の結果からグラフでみる世帯の状況，2018，p48．https://www.mhlw.go.jp/toukei/list/dl/20-21-h28_rev2.pdf（2019 年 5 月 1 日閲覧）
2) 厚生労働省：平成 29 年（2017）人口動態統計（確定数）の概況：https://www.mhlw.go.jp/toukei/saikin/hw/jinkou/kakutei17/index.html（2019 年 5 月 1 日閲覧）
3) 吉池毅志，栄セツコ：保健医療福祉領域における「連携」の基本的概念整理―精神保健福祉実践における「連携」に着目して―．桃山学院大学総合研究所紀要 **34**(3)：109-122，2009．
4) 森田達也・他：地域緩和ケアにおける「顔の見える関係」とは何か？ *Palliative Care Research* **7**(1)：323-333，2012．
5) 日本転倒予防協会 監，武藤芳照・他 編著：他職種で取り組む転倒予防チームはこう作る！，振興医学出版社，2016，p13．

Case 16 適切な呼吸の評価と呼吸リハが行われないまま成長した神経・筋疾患患者

事例 20代女性，診断が遅れたⅡ型呼吸不全

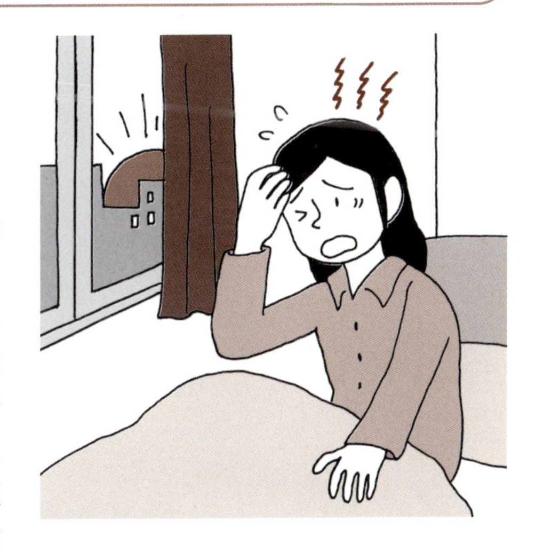

●**現病歴**　小さいときから，成長が遅くよく転ぶため，健診で勧められ，小児科を受診し，筋生検で先天性ミオパチーと診断された．小学校低学年で既に呼吸機能検査%VC<50%であり，主治医から，唯一の治療方法は，力をつけるリハであるといわれ，スイミングに通った．小学生のときから，特に朝方，頭痛や呼吸苦，腹痛，疲労感を自覚し，風邪からよく肺炎も起こした．中学時代には，鎮痛薬でも改善しない頭痛に耐えられず受診すると，脳腫瘍などを疑い，頭部CTを行ったが，特に問題なし．また髄膜炎を疑われ，髄液検査も行ったが陰性．頭痛はいつものこととあきらめた．高校時代には，筋ジストロフィーの子をもつ親御さんから呼吸器科を受診するように勧められ，近くの病院の呼吸器科を受診し，頭痛のことを訴えると，初めて動脈血液ガス検査が実施され，既に$PaCO_2$>60 torrであった．ここで初めてⅡ型呼吸不全とわかり，入院し非侵襲的マスク式人工呼吸器（NPPV）を導入した．NPPVを夜間のみ装着するよういわれていたが，苦しさから2時間しかできず，NPPVを外し，睡眠時SpO_2が下がるので酸素を吸って寝ていた．また風邪から肺炎を起こし，入退院を繰り返していた．訪問看護も導入され，訪問看護師から当院を勧められ，訪問診療を開始した．

●**現症**　SpO_2：96%，脈拍（PR）：80回/分，呼吸数（RR）：28回，体重：38 kg，身長：148 cm．胸郭は既に硬く，胸骨が陥凹する漏斗胸で前後径が小さく扁平な形状であった．肺音に問題なし．

●**NPPV下呼吸状態**　今までのNPPVの治療履歴ログデータを解析すると，設定はSTモード，IPAP（吸気圧）6/EPAP（呼気圧）4でRR12回，患者の吸気努力を必要とし，覚醒時平均一回換気量320 mL呼吸回数は23回/分，夜間はその吸気努力が弱くなり，自発トリガー換気で平均一回換気量260 mL，呼吸回数が33回/分であった．毎朝，腹筋が痛く寝ても

表1　呼吸リハビリテーションとして行われるべき介入

①肺のコンプライアンスの維持
VC<50%に低下したら，MICレベルまでの深吸気をするように勧められている． 方法：自身で舌咽頭呼吸，従量式人工呼吸器ならエアスタック1日10～15回行うように指導するか，他動的にMICレベルまでの肺の拡張を，1日1～3回（1回3～5呼吸ずつ）以上行う．MICとは，深吸気後，アンビューバッグを押して肺に空気を押し込み，吐き出さず息止めすることを3回繰り返すことで得られる．
②肺拡張，気道クリアランス
CPF(Cough Peak Flow)<270 l/minになったら行うべきである． 方法：1）機械による咳介助　2）徒手による咳介助　3）呼吸筋トレーニング CPFはピークフローメーターにマスクを着け，その中で咳をし，測定される．
③NPPV(非侵襲的陽圧換気療法)
表5にNPPVの適応を示した．呼吸仕事量を軽減させるようなNPPVの設定が重要であり，至適設定されていないNPPVは呼吸リハビリテーションとしての意味をなさないことを書き加える．

（日本リハビリテーション医学会，2014，文献1を元に作成）

表2　REM睡眠の呼吸への影響

上気道抵抗↑ 呼吸筋（肋間筋，呼吸補助筋）活動性↓ 換気量↓　PaO_2↓ 呼吸調節系　CO_2低O_2換気応答↓

疲れが取れないと話す．

●**検査結果**　初診時，血液ガスはpH：7.28，$PaCO_2$：66 torr，PaO_2：78torrとⅡ型呼吸不全状態．咳の力である咳流速（cough peak flow；CPF）（**表1**）は，既に180 L/分と低く，普段の量の気道分泌物が自力で出せない状況であった．最大強制吸気量（maximum insufflation capacity；MIC）（表1）を測定すると，1,000 mLしかなかった．既に胸郭が硬くなり，拘束性換気障害を呈していたためであった．

●**治療介入**　NPPVが朝まで装着できないのは，設定に問題があると考えた．寝入ると，現設定ではNPPV装着下でも腹部を過剰に動かすが，吸気時に閉塞し気流が途切れ，胸骨部が陰圧で陥凹するシーソー呼吸になった．そのため熟睡できず途中で覚醒し，NPPVを外す．この奇異呼吸を改善しなければ，NPPVは楽ではない．SpO_2と脈をみながら設定を変更した．まずは，気道を開くため，EPAPを1 cmH_2Oずつ上げ，同時に吸気努力をとるためにIPAPを2 cmH_2O(PS1)ずつ上げた．EPAP 7 cmH_2Oで閉塞が改善し，IPAP 15 cmH_2O(PS8)で完全器械換気となった．この設定で一回換気量380 mL，SpO_2も93%から97%に上がり，脈拍も100回/分から70台/分へ下がり，その日はまずこれで眠っていただくこととし，筆者らは帰宅した．結局朝まで装着でき，NPPVのログデータを解析すると，REM(rapid eye movement)期に換気量が380 mLから280 mLに低下し，自発呼吸がみられた．VIVO50® では，設定した一回換気量の－5%に達しなければ，次の呼吸でIPAPを0.5 cmH_2O上げる（その逆もあり）ターゲットボリューム機能（以下，TgV）が搭載されている．そこで，後日訪問し，REM期の呼吸の変化（表2）に見合うようTgVモードで，IPAPmin15～max20 cmH_2Oに，TgV 400 mLに設定したところ，NPPVを朝まで装着できた．その後，腹筋の痛みも朝の頭痛もなくなった．昼間も傾眠もなく過ごせている．ログデータでも，REM期にIPAPが上昇し，一回換気量400 mLを保てていた．

繰り返す肺炎の原因は，CPFが小さく，MICも小さく，痰を喀出する力が弱かったためである．胸郭が硬くMICも小さいため，この時点で排痰補助装置の導入を行った．最適なタイミングと圧を調整しながら，吸気時＋40 cmH_2Oを1.5秒，呼気時－40 cmH_2Oで1.5秒，ポーズ1.5秒と設定した．

●**リハ処方**　胸郭の可動域訓練．アンビューバッグを用いた他動的なMICの施行と家族への指導．排痰補助装置を家族がうまく使えるよう指導した．

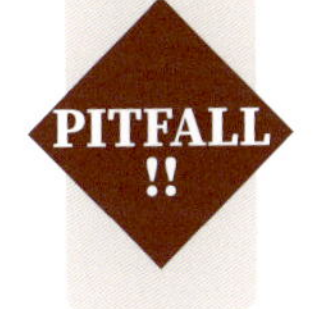

頭痛を夜間肺胞低換気の症状と気づかず，ふさわしい検査と介入が行われず，10年間経過した．

病態検討

先天性ミオパチーと診断され，呼吸機能検査も経年的に行い，小学校低学年で既に％VC＜50％であったが，CPFやMICの測定や，最初に顕著になる睡眠中の呼吸筋力の低下をみるSpO_2モニタリングが行われず，タイムリー（表3）に呼吸リハの介入ができていなかった．また，NPPVを導入したが設定が弱く，患者はNPPVを装着しても楽にはならず，すぐに外してしまった．呼吸筋疲労から呼吸筋の線維化に至り，胸郭が既に硬くなっていた．呼吸仕事量（呼吸に使われるエネルギー）が多く，栄養効率も悪く，るいそう著明（成長障害）であった．NPPVが装着できないとき，酸素吸入をしていたが，低換気によるSpO_2低下に，O_2を補うとCO_2ナルコーシスに至る可能性があり禁忌である[5]．かつ，風邪から肺炎を繰り返したのは，MICが小さく，痰を出すためのCPFが不十分であったためであった．

ピットフォールに至った要因

❶既に先天性ミオパチーと診断されていながら，朝の頭痛が夜間肺胞低換気のサイン（表4）であることに気づかず，適切な時期に呼吸リハやNPPV導入（表5）が行われないまま成長した．

❷ NPPVを導入したが，患者の呼吸を楽にさせる設定ではなく，夜間装着持続困難であった．その際は禁忌である酸素を吸入して寝ていた．

❸長年睡眠時に気道閉塞があり，腹筋を動かしても呼吸が再開せず，毎朝腹痛を訴えた．また呼吸仕事量過多により，栄養効率が悪く，るいそう著明であった．

❹❶❷❸ゆえに，呼吸筋の酷使，呼吸筋疲労，萎縮，線維化により胸郭が硬くなり，痰を喀

表3　必要とされる呼吸機能検査

覚醒時検査	
歩行できる患者	・VC は年に 1 回測定 ・SpO_2 は適宜測定 ・低換気が疑われる場合は，$TcCO_2$ または $EtCO_2$ を適宜測定
歩行できない患者	・VC，CPF は年に 1 ～ 2 回測定 ・SpO_2 は適宜測定 ・NPPV 使用時には年に 1 ～ 2 回測定（低換気が疑われ VC <50%の場合） ・MIC は年に 1 ～ 2 回測定 [12 歳以上で VC<1,500 mL か，%肺活量（% VC）<50%の場合] ・介助咳の CPF は，年に 1 ～ 2 回測定（12 歳以上で CPF 270 L/ 分，12 歳以下で咳機能低下が疑われる場合）
睡眠時検査	
SpO_2，$TcCO_2$（経皮的二酸化炭素分圧）または $EtCO_2$（呼気終末二酸化炭素分圧）（可能な限り）を，1 回評価を行う（以下のいずれかの場合）． ・肺胞低換気症状及び徴候出現時，% VC<40（10 代以上の成人では VC< 1.25 L）の場合 ・肺胞低換気症状及び徴候出現時，$EtCO_2$>45 mmHg の場合 ・肺胞低換気症状及び徴候出現時，SpO_2<95%の場合 ・座位に比べて仰臥位の VC が 7%以上低い場合 （その後は，呼吸症状や年 1 回の呼吸機能検査に基づいて，必要に応じて睡眠時検査を行う.）	

（日本リハビリテーション医学会，2014，文献 3 を元に作成）

表4　慢性肺胞低換気症状および徴候

・疲労，息苦しさ，朝または持続性頭痛，朝の倦怠感・食欲不振，昼間の眠気，睡眠時に頻回の覚醒や体位交換要求，呼吸困難などの悪夢 ・集中力低下，イライラ感，不安，学習障害，学業成績低下，記憶障害 ・筋肉痛，性欲低下 ・呼吸障害による心不全徴候や症状としての発汗や頻脈，下腿浮腫 ・嚥下困難，上気道分泌物の増加，言葉が途切れがち，移動時や食事中のチアノーゼ ・胸腹部の呼吸パターンの異常，頸部前屈筋力の弱化 ・体重減少（増加不良），肥満

（日本リハビリテーション医学会，2014）[2]

出するために十分な吸気が行えず，有効な咳ができないため，風邪から肺炎を繰り返していた．適切な呼吸リハが行われなかったためである．

リスク回避のためにできること

肺活量が低下すると深呼吸をしても，末梢まで肺が膨らまない．肺活量が正常予測値の50%以下に低下したら，MIC を得る手技を行う．このことが CPF を増大させ，肺のコンプ

表5　神経筋疾患・脊髄損傷におけるNPPVの適応

睡眠時	・慢性肺胞低換気（% VCが30%以下の場合はハイリスク） ・昼間にSpO_2低下（94%以下）または高炭酸ガス血症（45 mmHg 以上） ・ポリソムノグラフで，AHI*が10/時間以上，SpO_2が92%未満になることが4回以上か，全睡眠時間の4%以上 ※呼吸不全の症状よりNPPV使用のほうが苦痛であると感じる患者は，NPPVを中止して，3カ月か6カ月後に再評価する
睡眠時＋覚醒時	・患者本人が睡眠時のNPPVを昼間に延長して使用する場合 ・呼吸困難に起因する嚥下困難の場合（NPPVによって嚥下困難が軽減する場合） ・息つぎなしに長い文を話せない場合 ・慢性肺胞低換気症状を認め，昼間にSpO_2低下（94%以下）または高炭酸ガス血症（45 mmHg 以上）
急性期	・上気道炎などによる急性呼吸不全増悪，肺炎，無気肺に対する治療のため ・慢性肺胞低換気（% VCが30%以下の場合はハイリスク）のウイルス感染時に，呼吸筋力低下に伴う呼吸合併症予防のため ・抜管（気管挿管や気管切開チューブ）：早期抜管，再挿管予防のため，抜管後より使用 ・術後ケア：抜管促進または挿管予防のため，術後に必要症例にあらかじめ使用
その他	・SMA Ⅰ型と診断されて家族が非侵襲的呼吸ケアに関心がある場合

*apnea-hypopnea index（AHI）

（日本リハビリテーション医学会，2014）[4]

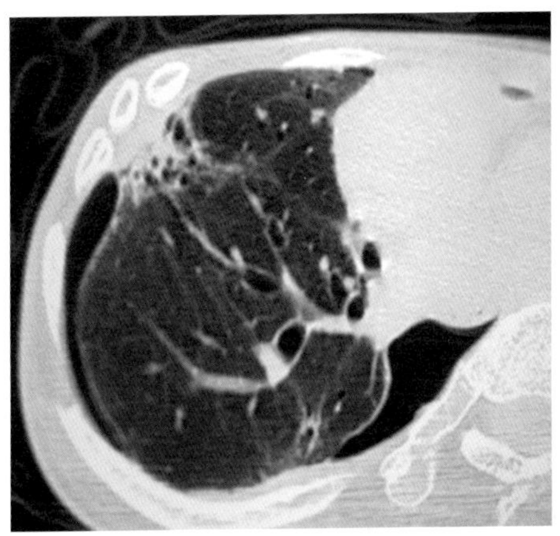

図　古い末梢無気肺が胸膜癒着
呼吸リハをタイムリーに行わないと末梢無気肺が出現する．胸膜と癒着すると，人工呼吸器の圧が高くなり気胸を併発することがある．

ライアンスを維持し，微小無気肺の改善と予防になる．肺の弾性や胸郭可動性を維持させることは，NPPVと咳介助が効果的に行われるために重要である[6]．これらを行わず，拘束性換気障害が進行すると，硬い胸壁を広げるために高い圧を必要とし，末梢無気肺が胸膜癒着し，気胸を併発することもある（図）．

神経・筋疾患の呼吸リハとは，気道クリアランスと肺のコンプライアンスの維持，そしてNPPVである．リハ医でもNPPVの設定がふさわしいかどうかを是非確認していただきたい．またPTの役割が大きいので，リハ医による的確な病態把握と，リハ処方が必要となる．

神経・筋疾患と診断されたなら，必ず起こり得る変化を意識した問診をし，夜間肺胞低換気の症状（表1）があれば，ふさわしい呼吸リハを開始すべきである．

POINT

1. 夜間肺胞低換気の症状を見逃さず，呼吸の評価を行い，的確な時期に，ふさわしい呼吸リハを開始する．
2. NPPVを導入しても，患者の呼吸筋疲労を改善させるような至適設定でなければ，患者は楽でなく，NPPVを拒否することもある．
3. 神経・筋疾患へのリハは，呼吸リハを最優先に行う．

文献

1）日本リハビリテーション医学会：4 呼吸リハビリテーションとして行われるべき介入．神経筋疾患・脊髄損傷の呼吸リハビリテーションガイドライン，金原出版，2014，pp47-63.
2）日本リハビリテーション医学会：3 患者評価，3-1 症状と徴候．神経筋疾患・脊髄損傷の呼吸リハビリテーションガイドライン，金原出版，2014，p24.
3）日本リハビリテーション医学会：3 患者評価，3-2 呼吸機能検査．神経筋疾患・脊髄損傷の呼吸リハビリテーションガイドライン，金原出版，2014，p25.
4）日本リハビリテーション医学会：4-4 非侵襲的陽圧換気療法（NPPV）．神経筋疾患・脊髄損傷の呼吸リハビリテーションガイドライン，金原出版，2014，p48.
5）日本神経学会：呼吸ケア Clinical Question 6-7 酸素投与における注意点は何か．デュシェンヌ型筋ジストロフィー診療ガイドライン 6，金原出版，2014，p86.
6）日本神経学会：呼吸ケア Clinical Question 6-3 呼吸理学療法はいつからどのように行うか？デュシェンヌ型筋ジストロフィー診療ガイドライン 6，金原出版，2014，p77.

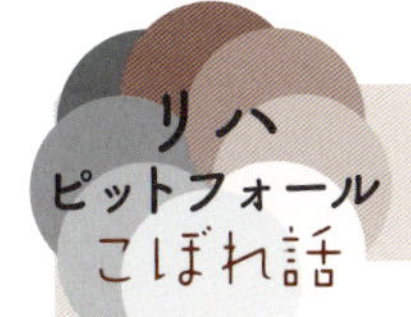

ほっこり往診エピソード

フルネームが海苔屋の店名になった頑固なMさん．血圧測定拒否，胸の音も聴かせず，「触るな！ 早く帰れ！」と怒鳴る厄介な患者として申し送られ，初めてお宅を訪問した．私とは唯一共通点が．それは信州出身であること．「こんにちは！ 小諸のTです．往診に来ました」というと，「やあやあ！ よくおいでなさった．諏訪のMです」と握手を求められ，機嫌良く，笑顔で迎えてくだった．息子さんもお嫁さんも顔を見合わせびっくり．そして，診察させてくださいというと，自分で腕を出し，胸を開け，終始笑顔．最後に長野県人老若男女が必ず歌える県歌“信濃の国”を一緒に歌うと，もうご満悦で，「また是非遊びにいらっしゃい」．毎回，こんな訪問診療であった．

ある日，家族から，「一つお願いが……．先生しかできないと家族皆同感で．実は温泉のある富士の施設への入所が決まり，お試しに泊まりに行かせたいのです．じいさん，私たちが言うと絶対拒否するので，先生からお話しくださいませんかね？」と．内心「いやー困ったなあ」と思いつつも，いつものように信濃の国を歌った後，「Mさん，すごく良いホテルがとれたんですって！ すごく良い温泉があって，本当の富士山が一望できて．しかも，すぐそばにサファリパークがあって，ライオンやキリンが放し飼いで，いつでも動物を見られるんですって．せっかく息子さんがとってくださったんだから，お泊まりに行きませんか？」とお話しすると，「なんだい，わしを放し飼いにでもする気かい？ はっはっは！」となんとも，最高のジョークで返してくださった．その後入所され，温泉でリハをしながら生涯過ごされたとのこと．それ以来お目にかかることはなく，あれから25年，最期のお別れにいただいた海苔の缶，Mさんのお名前が書いてあるその缶に，今でも大森の海苔を湿気ないように入れ，我が家の食卓に上っている．その度に思い出し，心がほっこり．研修医時代の良き思い出である．

Case 17 重症心身障害児の骨折症例

事例 9歳女児，外来リハ後，膝の腫脹，熱感が出現

●**主訴** 左膝関節周囲の腫脹.

●**現病歴** 出生時に特に問題はなく，運動発達も正常であった．1歳5カ月時，溺水のため心肺停止となり，救急病院へ搬送され集中治療を受けたが，意識障害，全身の筋緊張が後遺した．日常生活動作は全介助であり，呼吸は気管切開による人工呼吸器管理下にあった．栄養は胃瘻からの注入により，移動はストレッチャー型車椅子によって行っていた．外来リハ後，母親が左膝の腫脹に気づいた.

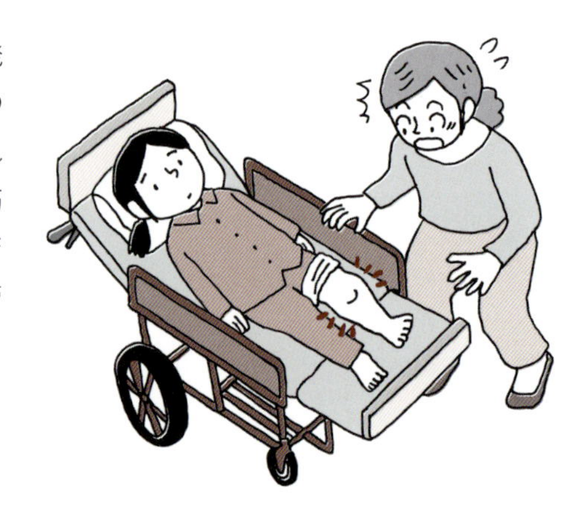

●**既往歴** 右上腕骨顆部骨折(4歳1カ月時)，右大腿骨顆上骨折(4歳10カ月時).

●**現症** 左膝関節周囲の発赤，腫脹，熱感を認める．心拍数は120/分と上昇．左下肢の他動運動で筋緊張の亢進を認める.

●**画像所見** 左大腿骨単純X線像：左大腿骨顆上骨折を認める(図1).

●**リハ処方** 拘縮予防のための関節可動域訓練を行っていた.

●**リハ経過** 関節可動域訓練中は，特に骨折を疑わせるような礫音などを感じるこ

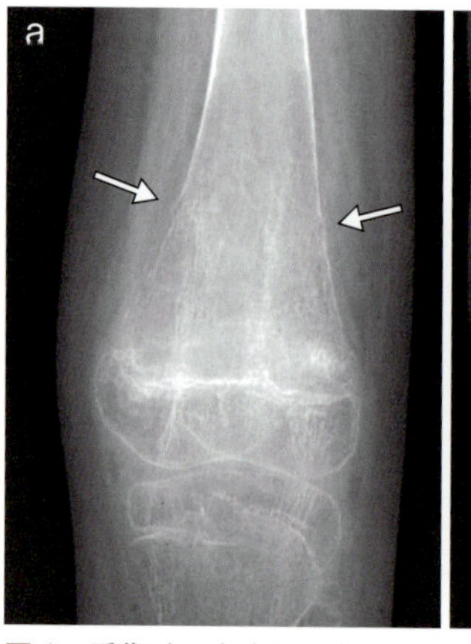

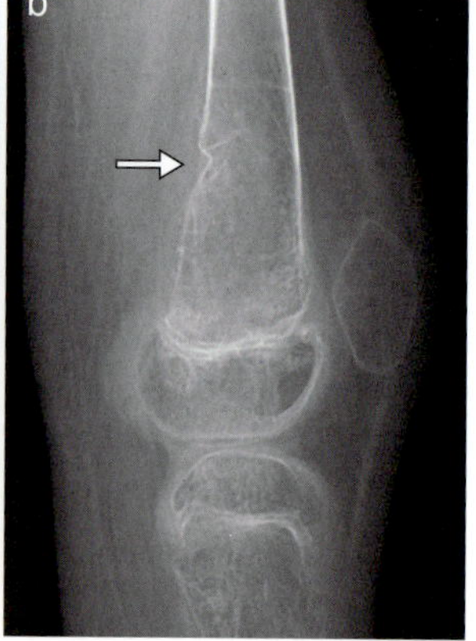

図1 受傷時 左大腿骨単純X線正面像(a) 側面像(b)
左大腿骨顆上部に骨折を認める．皮質の連続性は保たれ，若木骨折を呈している.

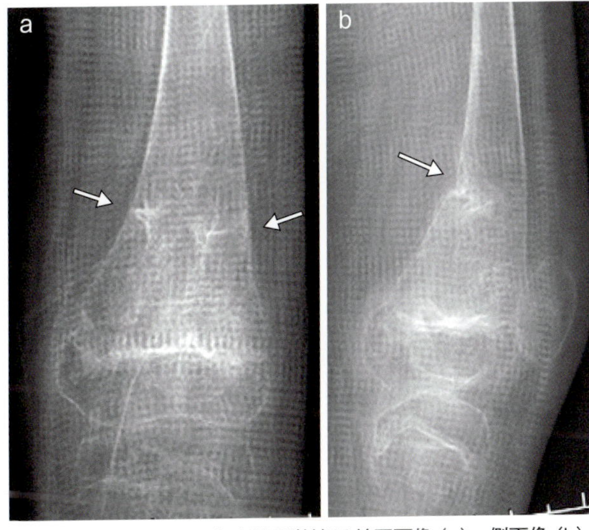

図２　受傷後６週間　左大腿骨単純Ｘ線正面像（a）　側面像（b）
６週間の長下肢ギプス固定により，骨折部周囲に仮骨の形成を認めた．

とはなかった．受傷がリハの最中に起きたものか，あるいはリハ後に車椅子に移乗する際に起きたものかは不明である．単純Ｘ線像により，左大腿骨顆上骨折の診断となり，左長下肢ギプス固定を行った．十分な仮骨形成を認めるまで，６週間のギプス固定が必要であった（図２）．

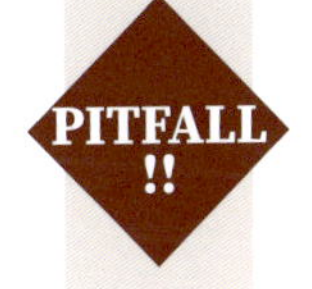

過去２回の骨折歴があり易骨折性があることは明らかであったが，リハに関連した骨折を起こしてしまった．

病態検討

重症心身障害児は骨折が起こりやすいことが知られており，その頻度は1年あたり0.3～2.8%といわれている．易骨折性の原因として，以下の原因が考えられている．

1. 運動低下による廃用性の骨萎縮：運動・重力負荷がかからず，骨形成が起こりにくいため，廃用性の骨萎縮に陥る．
2. 食事摂取困難による慢性の栄養障害：たんぱく質，カルシウムなどの無機質，骨代謝を活性化する活性型ビタミンＤなどの摂取が重要である．食事摂取の困難や消化器系の障害により栄養障害が起こりやすい．
3. 日照不足や抗痙攣剤（フェニトイン，フェノバルビタールなど）によるビタミンＤ代謝障害．
4. ホルモン障害：無月経による骨塩定量の低下．

本症例では，血液検査において TP 6.3，Alb 3.7 と低下が認められ，低栄養が原因の１つとして考えられた．なお，ビタミンD代謝に影響する薬剤の内服は行われていなかった．

ピットフォールに至った要因

❶易骨折性があることは明らかで，PTもそのことを認識しており，関節可動域訓練などで明らかに骨折を起こすようなエピソードがなかった．

❷原因ははっきりせず，リハ中に起きたものか，移乗する際などに起きたものかは不明であるが，結果として骨折を生じてしまった．

❸関節拘縮を予防するため，関節可動域訓練を行う必要があり，また，抗重力姿勢をとることによる利点，すなわち，覚醒度を上げる，呼吸器，循環器，消化器機能の向上，抗重力筋力の向上，骨折の予防などを考え，抗重力姿勢をとらせるが，これらの介入が逆に骨折を起こす原因になるというジレンマがある．

リスク回避のためにできること

重症心身障害児の骨折は，その易骨折性のため，強い外力が加わったなどの受傷機転がはっきりしないことが多く，おむつ交換や更衣，抱っこなど日常的な介護の場面での発生が多いとされる．

骨折の予防のためには骨の強度を高めることと，介護に細心の注意を払うことが大切である．食事内容としては，たんぱく質，カルシウムなどの無機質，ビタミンDなどの摂取が十分行えているかを確認する必要がある．また，運動の促進，すなわち自動運動の機会を多くし，抗重力姿勢をとらせることも重要である．また，屋外へ出る機会を増やし，日光浴をさせ，活性型ビタミンDの産生を促す必要がある．さらに，介助者が骨の脆弱性や骨折好発部位を認識し，急激なストレッチや過度の内外転やねじれを加えないことが重要であり，移乗や体位変換などは必要に応じて十分な人数で行うことを検討する．易骨折性があれば，定期的に骨塩定量や骨代謝マーカーを検査し，必要に応じてカルシウム剤，活性型ビタミンDの投与を考える．抗痙攣剤の減量を検討することも考えられる．

そして，以上のような骨折予防対策も重要であるが，入院時に，こういった事象が起こり得るとあらかじめ両親に説明しておくことも大切である．

POINT

1. 重症心身障害児は骨脆弱性による骨折の危険が高い．
2. あらかじめ骨折が起こり得ることを説明しておくことが重要である．

文献

1）林 優子：重症心身障害児 者の骨折の検討．重症心身障害研会誌 **19**：41-46，1994.
2）木村晶子：重症心身障害児（者）の骨萎縮病変とその治療．脳と発達 **23**：265-272．1991.
3）渡邉加津子・他：日照負荷による骨粗鬆症予防の研究．日農村医会誌 **47**：708-712，1999.
4）上地弘一・他：抗てんかん薬を服用中のてんかん患者における骨塩量．精神医学 **31**：891-893，1989.
5）清野佳紀：小児の成長障害 − 特に骨障害について．重症心身障害研会誌 **21**：74-82，1996.

Ⅳ.

検査・治療の現場で

PITFALLS
IN CLINICAL PRACTICE OF REHABILITATION

Case 18 嚥下造影で気管分岐部に食物が停滞した症例

事例 60代男性，嚥下造影でゼリーを誤嚥し気管分岐部に停滞

●主訴　下痢（嚥下障害の自覚症状なし）.

●現病歴　下痢を主訴に近医受診．直腸がんの診断となった．当院消化器内科を紹介され，直腸がん術前精査の際に食道がんが見つかった．翌月当院消化器外科にて腹腔鏡下直腸低位前方切除術を施行．いったん退院し食道がん手術目的に当院消化器外科入院となった．

胸腔鏡下食道亜全摘，腹腔鏡下胃管作成，胸壁前再建術施行．主科より手術前後のリハ依頼があった．

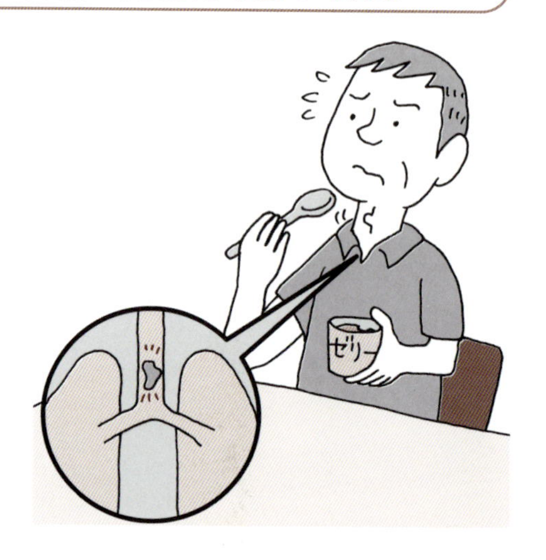

●既往歴　5年前　中咽頭がんにてCRT（化学放射線療法）．膀胱がんにてTUR-Bt（経尿道的膀胱腫瘍切除術）.

5年前～うつ病．不眠症.

●生活歴　元自営業，現在無職．妻と3人の子供と5人暮らし.

●リハ処方

術前嚥下造影所見：90度座位にて施行した．嚥下反射遅延なし，嚥下時の咽頭収縮低下あり，米飯・パンは喉頭蓋谷への残留が多く，特にパンで著明であった．液体一口目で不顕性誤嚥あるも頸部前屈位での嚥下では誤嚥なし．正面像では咽頭通過側は両側で，中部食道に停滞を認めるが，食道内逆流なし.

→不顕性誤嚥あり．咽喉頭感覚低下が疑われ，その原因として中咽頭がんの放射線の晩期障害の影響が考えられた．常食摂取中で発熱のエピソードもなく，現状継続可能と判断したが，パンでの咽頭残留が著明であり，窒息につながる恐れもあるためパン禁止の提案をした．言語聴覚療法では代償手段として頸部前屈嚥下の訓練を行った.

術後2日目にリハ科再診：理学療法/言語聴覚療法再開．言語聴覚療法は間接訓練から開始した.

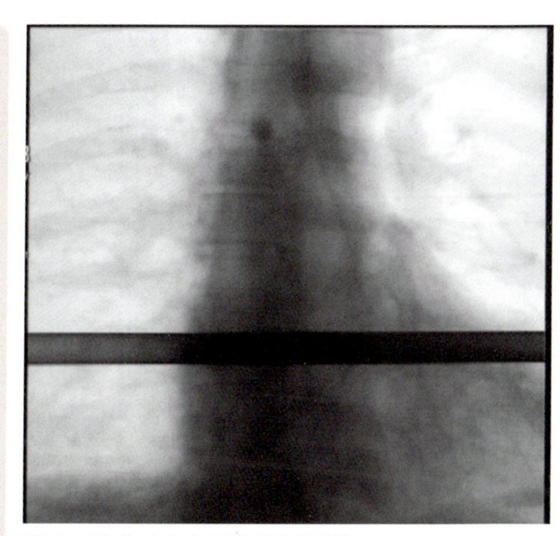

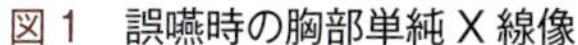
図 1　誤嚥時の胸部単純 X 線像

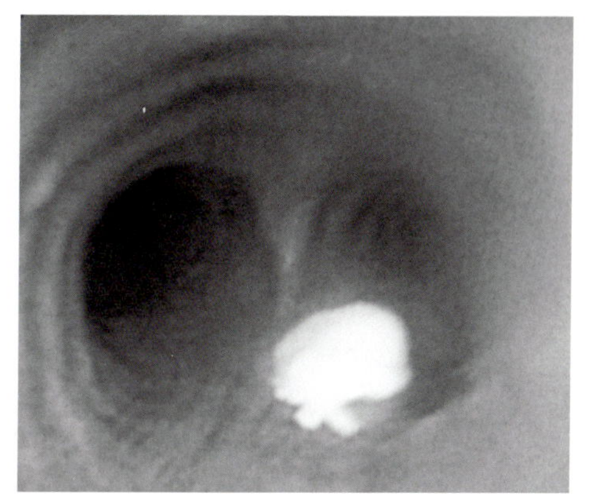
図 2　気管支鏡検査にて，気管分岐部のゼリーを確認

術後 20 日目に VF 施行：リクライニング車椅子 30 度，頸部前屈位にて施行した．中間のとろみ 2 mL で喉頭侵入あり，咳嗽にて喀出可能であった．スライスゼリー嚥下時，半分をそのまま誤嚥し喀出困難であった．正面像でゼリーが気管分岐部にて停滞していることを確認した（図 1）．吸引を試みたが回収困難．主科に連絡をとったうえで呼吸器内科に連絡し緊急で気管支鏡を実施した（図 2）．気管支鏡下でゼリーを吸引し，除去できたことを胸部透視で確認した．

→経口摂取開始は危険と判断し ST では間接訓練を継続した．

術後 41 日目に VF 再評価：体幹角度 30 度，頸部前屈位で施行．中間のとろみ 1 mL が嚥下前に不顕性誤嚥．

→間接訓練継続とした．

術後 57 日目に転院となった．

●現症（術後 20 日目，VF 前）

・意識：清明・認知機能低下なし・構音障害なし．
・BT 36.6 度．
・SpO_2 98%（酸素 1 L/分），血圧 138/88 mmHg，脈拍 93 回/分，嗄声あり．立位歩行可能．
・血液生化学検査：WBC 5100/μL，CRP 0.50mg/dL，アルブミン 2.3g/dL．

誤嚥した後のバイタルサイン，意識状態に変化なし．誤嚥した後も低酸素血症なし．

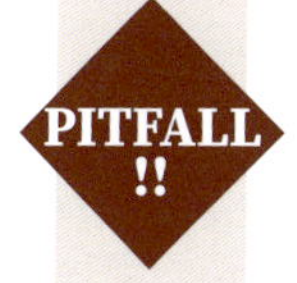

中咽頭がんにて CRT の既往のある患者について，食道がん手術前の VF 所見にて不顕性誤嚥を認めるも，常食摂取継続可能と判断したが，術後の VF 検査にてゼリーを塊ごと誤嚥してしまった．

病態検討

本症例は手術前には常食を摂取していて自覚的な嚥下障害はなかったが，VF（videofluoroscopic examination of swallowing，嚥下造影検査）にて液体の不顕性誤嚥を認めた．術前より嚥下障害が潜在していた可能性があり，中咽頭がんCRT後晩期嚥下障害の影響が考えられた．

CRT後晩期嚥下障害は，放射線照射終了後数年経って嚥下障害の増悪がみられることがあり，組織変化としては頸部組織の線維化，唾液腺の萎縮，末梢組織の循環障害，末梢神経障害などが考えられており，多くは不可逆的な場合が多い．これらにより唾液産生低下による口腔乾燥感，口腔咽頭粘膜の知覚障害による感覚閾値上昇，嚥下反射の遅延や咳反射の消失，筋線維化による筋力低下・喉頭挙上不全が生じ，臨床的に摂食・嚥下障害をきたす．

一方，食道がん術後には咽頭期嚥下障害をきたしやすく，反回神経麻痺や喉頭挙上障害を引き起こすことがある．

これら二つの相乗効果により嚥下反射遅延，咽喉頭感覚低下，気道防御低下，喉頭挙上不全，咳反射消失といった嚥下に不利な状況が重なり，術後初回のVFでゼリーを塊ごと誤嚥してしまった．

ピットフォールに至った要因

❶中咽頭がんの化学放射線療法後，不眠に対する中枢神経作用薬に加え，食道がん術後の重複した重度嚥下障害であるという認識が不十分だった．

❷基本動作，離床の程度，意識状態，呼吸状態より，食物誤嚥時の喀出力は不十分であると予測できなかった．

リスク回避のためにできること

一般的にゼリーは誤嚥しにくい形態として知られているが，(1) 口唇閉鎖不十分，(2) 口腔保持，移送の問題，(3) 咽頭収縮の減弱，(4) 形態異常による気道防御不良，(5) 咽頭への急激な落下等の問題がある患者は，ゼリーは粘性が少なく粘膜に付着しにくいため，落下速度が速く危険を伴う場合がある．嚥下障害患者に使用するゼリーの種類はさまざまであり，ゼラチン，寒天が代表的だが，ペクチンも嚥下に適した性状をもち，当院の嚥下造影検査ではペクチンのゼリーを採用している．

ゼラチンゼリーの特徴としては口腔内で溶ける（体温で溶ける）ことである．つまり誤嚥したとしても溶けてしまうので今回のようなことは起こらなかった可能性がある．しかし口腔内への溜め込みや送り込みが緩慢な症例では，ゼラチンが溶けて液体になったものを誤嚥する危険性があるためゼラチン由来ではないものを選択するべきである．重度嚥下障害患者にゼリーの嚥下を試す際には，症例に合わせてゼリーのタイプを検討する必要がある．

VF検査では，なるべく誤嚥しないように，誤嚥してもできるだけ少ない量となるように配慮する必要があるが，誤嚥を完全に防ぐことは難しい．当時，当院ではVF検査の説明を口頭で行うのみで文書による承諾を得ていなかったが，今回のエピソード後，検査前に同意書を取得するようにした．

また，経口摂取未施行の患者への配慮として，VF 検査前に準備運動として口腔内のアイスマッサージや空嚥下の練習を繰り返し行ってから検査を開始することも有用であったかもしれない．

POINT

1. **重度嚥下障害患者には，VF 時の摂食条件，形態に十分配慮する．**
2. **VF 前には検査のリスクに関して説明を行い，同意書を取得する．**

文献

1) Machtay M et al：Factors associated with severe late toxicity after concurrent chemoradiation for locally advanced head and neck cancer：an RTOG analysis. *Clin Oncol* **26**：3582-3589, 2008.
2) 藤本保志：頭頸部がん－病態に応じたリハビリテーション－．*MB Med Reha* **212**：217-223，2017.
3) 日本がんリハビリテーション研究会：がんのリハビリテーションベストプラクティス，金原出版，2015，pp48-52. pp186-193.
4) 小松正規・他：化学放射線同時併用療法の晩期有害事象が摂食・嚥下に与える影響について．日気管食道会報 **61**：8-14，2010.
5) 飯野由恵・他：胸部食道癌に伴う嚥下障害．嚥下医学 **7**：34-41，2018.
6) 矢野雅彦：頭頸部腫瘍－特に悪性腫瘍・器質的疾患とその術後．6 食道癌．疾患別に診る嚥下障害（藤島一郎編），医歯薬出版，2012，pp336-344.
7) 柳澤孝枝・他：Videofluorography においてゼリーの嚥下が困難であった症．日摂食嚥下リハ会誌 **3**：94-94，1999.
8) 聖隷嚥下チーム：嚥下障害ポケットマニュアル 第 4 版．医歯薬出版，2018，p53，234.
9) 藤島一郎，谷口 洋：脳卒中の摂食嚥下障害　第 3 版．医歯薬出版，2017，pp126，171，172.
10) 二藤隆春・他：嚥下造影の検査法（詳細版）日本摂食嚥下リハビリテーション学会医療検討委員会 2014 年度版．日摂食嚥下リハ会誌 **18**：166-186，2014.

Case 19 下肢ボツリヌス療法後，一時的に歩行不能になった脳卒中片麻痺の症例

事例 50代男性，脳梗塞後の歩行障害

●**主訴**　歩きにくい．

●**現病歴**　2年前に脳梗塞を発症し，急性期の加療は他院で行われた．右片麻痺，失語症が残存しており，生活期の加療のため当院外来に通院していた．失語症は日常生活のコミュニケーションには問題ないレベルであった．屋外歩行は他院で製作された両側支柱付靴型短下肢装具（足継手はダブルクレンザック継手）とT字杖の使用で見守りレベルであった．右下肢筋緊張亢進による歩行障害を認めており，ボツリヌス療法を行うことが検討された．

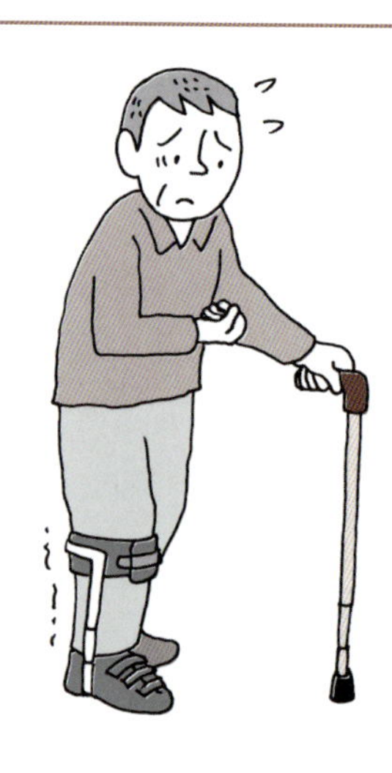

●**既往歴**　高血圧症，脂質異常症．

●**生活歴**　姉と二人暮らし．日中独居．屋内短距離の移動は装具なしで行い，身の回りのADLは自立していた．

●**現症**　右片麻痺はstroke impairment assessment set（SIAS）で上肢は近位3／5，遠位1C／5で，下肢は近位から3／5，3／5，1／5であった．右下肢の筋緊張は亢進しており，歩行時に内反尖足と槌趾を認めた．関節可動域は，右膝関節の伸展0度，右足関節背屈（膝関節伸展位）−5度で右足関節底屈筋群のModified Ashworth Scale（MAS）は3／4，ankle clonusはsustainedであった．右短下肢装具使用時は，右足関節は底屈位で右膝関節をロックして歩行していた（後型歩行）．両膝関節伸展筋力は上肢で抗えないレベルであった．

●**画像所見**　頭部CT上，左側頭葉から頭頂葉にかけての中大脳動脈領域に低吸収域を認めた．

●**リハ処方**　月に1回程度の来院時に持久性のチェックを含めて歩行訓練を実施していた．

●**治療経過**　本人・家族の同意が得られたため，下肢筋緊張軽減を目的にボツリヌス療法を施行した．右腓腹筋内側頭，右腓腹筋外側頭，右ヒラメ筋，右後脛骨筋，右長趾屈筋，右長母趾屈筋にボトックス®50単位（25単位/mL）ずつ，計300単位を電気刺激装置で針先

の筋を確認しながら施注した.

施注効果を確認するために2週間後に来院していただいたところ，当日は杖と短下肢装具を使用して歩行で来院されたが，来院の約1週間前に一時的に歩けなくなり大変だったと家族から話があった.

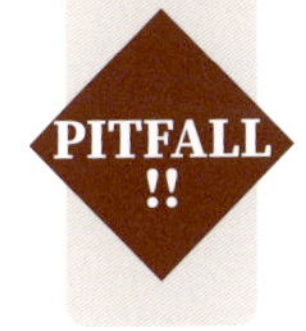

麻痺側下肢の筋緊張亢進による歩行障害を，ボツリヌス療法で改善させようとしたが，同療法後，一時的ではあるものの，歩行能力の低下をきたしてしまった.

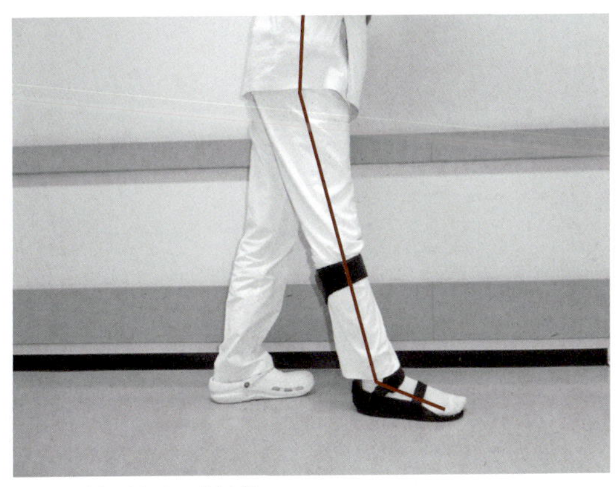

図1　ボツリヌス療法前
患肢（右）の足関節底屈筋群の筋緊張は亢進しており，患肢の足関節は底屈位となり，膝関節はロックした状態で歩行していた（モデル使用）.

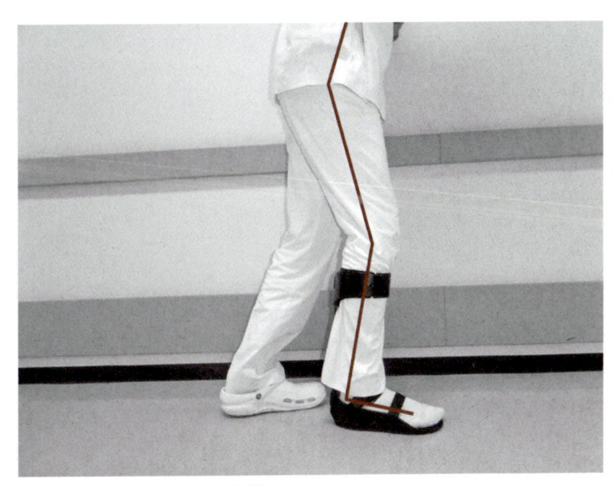

図2　ボツリヌス療法後
歩行時，立脚期に患肢（右）の足関節が背屈可能となったことで，膝関節屈曲，股関節屈曲を伴う状態での姿勢制御が必要になった（モデル使用）.

病態検討

ボツリヌス療法前は，右足関節底屈筋群の緊張が強く，右足関節底屈位で右膝をロックして歩行していた（後型歩行，図1）. 同療法後は右下肢筋緊張が軽減し，右足関節底屈筋群のMASは1+になり，右足関節背屈（膝関節伸展位）も10度まで可能になっていた. 歩行時の患肢における内反尖足，槌趾の改善が図られ，右膝関節のロックは消失していた.

同療法後に一時的に歩行不能に陥ったのは，歩行パターンの変化に原因があると考えられた. つまり，右下肢立脚期に右足関節の背屈が可能となったため，右膝や右股関節屈曲などの現象を誘発することになり（図2），右膝関節や右股関節の制御方法に変化をきたしたためと考えられた.

右膝関節伸展筋力等はある程度保たれていたため，筋出力としては右下肢での体重支持が可能な身体能力は有していた. 幸いなことに，下肢アライメントの変化で歩行が困難になった後，自力で新たな歩行戦略を習得することができたため，歩行不能期間は数日間で済んでいたと思われた.

ピットフォールに至った要因

❶右 AFO 足継手の可動範囲を十分に確認していなかった．底屈位で固定されているものと思い込んでいたが，背屈可能な状態であった．

❷ボツリヌス療法の経験が浅かったため，効果の予測が立てにくく，かつ，患者および家族にボツリヌス療法後に起こり得る歩行パターンの変化について十分に説明できていなかった．

リスク回避のためにできること

ボツリヌス療法による痙縮軽減効果はてきめんであり，予想以上に筋緊張が低下することも少なくない．効きすぎると，関節可動域に大きな変化をきたすため，特に下肢に施注する場合は移動能力の低下に注意を要する．麻痺肢の膝伸展筋力が弱い場合，下肢の支持性は足関節可動域の変化に影響されやすいため，薬剤量としては，控えめな量から治療を開始するのがよいと考える．

普段，下肢装具を使用せずに歩行している患者の場合は，短下肢装具を準備してから施注すると歩行能力維持の観点からは安心である．短下肢装具を使用している患者の場合は，足継手を確認し，足関節の背屈角度に留意することが必要である．背屈制限が可能な足継手であれば，背屈 0 度に設定しておき，患肢足関節の可動域変化および歩行能力に合わせて背屈角度を増していくようにしたい．

また，ボツリヌス療法の効果について，患者および家族に詳細に説明し，今までと違った歩行パターンになる可能性に言及しておくべきと考える．外来で施注後，短期間で経過観察を行い，歩行能力に変化がないかを確認するか，場合によっては，新たな歩行パターンを獲得するために，入院治療による施注および歩行訓練を検討してもよいと思われる．

廃用による患肢の筋力低下が疑われる場合は，施注前に患肢の筋力アップを図っておくのも一手であろう．

POINT

1 ボツリヌス療法後の足関節可動域変化に注意！

2 装具足継手の可動範囲を確認すること！

文献

1）Li S et al：Post-stroke Hemiplegic Gait：New Perspective and Insights. *Front Physiol* **9**：1021, 2018. https://doi.org/10.3389/fphys.2018.01021.

2）山本澄子：装具歩行の評価．日義装会誌 **28**：248-252, 2012.

3）大田哲生：脳卒中の下肢装具．総合リハ **40**：1285-1290, 2012.

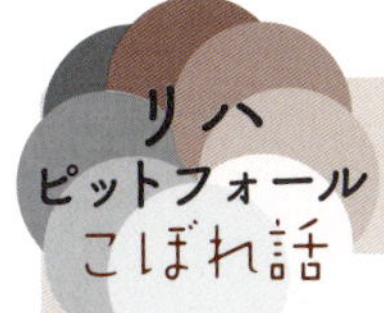

上肢筋緊張の軽減でかえって不便に？！

脳梗塞後の 60 代の女性．いわゆるウェルニッケ・マンの肢位となり，麻痺側上肢は手が胸の前まで上がった状態で歩行していた．歩容を気にしており，人目に付くところでは歩きたくないとのことで，ボツリヌス療法で上肢の筋緊張を軽減させることにした．

結果，上腕二頭筋の筋緊張は軽減し，歩行時の手の位置は腰のあたりまで下がり，外を歩くことが苦にならなくなったと患者は喜んでくれた．屋外での歩行距離が増え，「ボツリヌス療法，大成功」と思ったが，すべてがうまくいったわけではなかった．

患者はボツリヌス療法以前に行っていた，買い物袋を患肢の肘にかけて運ぶことができなくなっており，さらに家の中では，患肢と胸との間に挟んで運んでいた 1 リットル入りの牛乳パックを運べなくなっていた．家人に頼んで牛乳を取ってもらうため，冷蔵庫まで往復する機会が減り，屋内での歩行距離が減ってしまったと患者は笑いながら言っていた．

また，別の患者で，麻痺手の握りこぶし状の変形に対し，ボツリヌス療法で手指屈筋群の筋緊張軽減を図ったことがある．指は伸ばせるようになり手の衛生管理の面ではメリットはあったが，治療前，握りこぶしの手指間に挟んで保持していた切符が持てなくなったと言われた．カードやスマホでの自動改札通過が主流となった今では問題になることは少ないと思われるが，当時は患者にとっては一大事であった．

たとえ，重度麻痺の上肢であっても，患者は何かの動作に活用していることがある．ボツリヌス療法実施前には，患肢の使用の有無を十分に確認することが重要であることを患者から教わった．

Case 20 初回嚥下造影検査で食道気管瘻の診断が困難だった食道がんの症例

事例 80代男性，食事でむせる

●**主訴** 食事でむせる．

●**現病歴** 食道がんcT4N0M0 cStage Ⅳa，胃がんcT3N0M0 cStage Ⅱaに対し，放射線化学療法，食道ステント留置術を入院7カ月前に施行した．歩行，自宅内ADLは自立していた．通院にて経過観察中であったが誤嚥性肺炎が生じ，入院となった．入院後は，トロミつきの嚥下調整食を摂取していたが，食事時のむせが多く，摂取量も半量程度であった．入院第9病日，嚥下評価目的にリハ科初診となった．

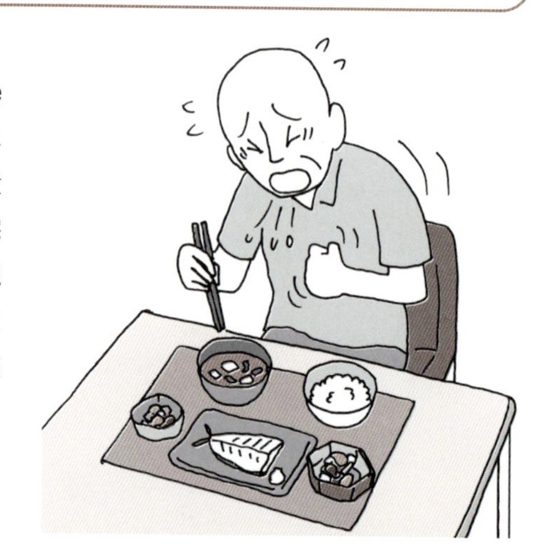

●**既往歴** 高血圧．

●**生活歴** 70代の妻と二人暮らし，杖なく歩行自立，自宅内ADL自立．

●**現症（第9病日，リハ科初診時）** 意識清明，体温（BT）36.8℃，血圧132/85 mmHg．認知機能低下なし，構音障害なし，湿声＋，室内気 SpO_2：96%，両肺野に軽度副雑音，四肢MMT：3／5，寝返り一部介助，BI：15／100（移乗部分介助 排便コントロール自立）．

血液生化学検査：WBC：7600/μL，CRP：2.15 mg/dL，アルブミン：2.3 g/dL．

嚥下内視鏡所見：喉頭蓋谷，梨状窩，披裂間切痕にバリウムプリン残留，一部喉頭侵入（図1）．

●**理学療法処方** 自宅内歩行手段の選定，獲得（低栄養のため頻度，強度調整），排痰指導．

●**言語聴覚療法処方** 残留改善へ嚥下圧強化，残留食物の喀出指導，嚥下造影検査による精査．

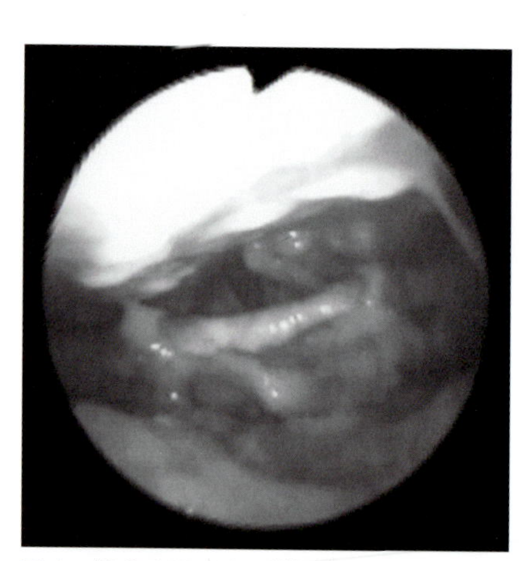

図1 第9病日 リハ科初診時の嚥下内視鏡検査
喉頭蓋谷，梨状窩，左喉頭前庭に嚥下後の残留バリウムプリンを認める．

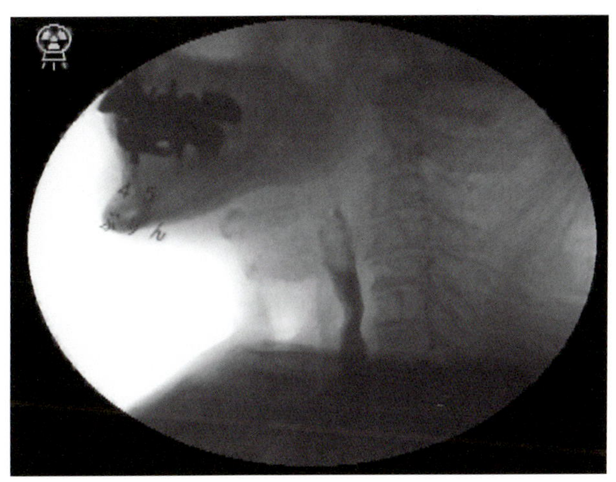

図 2　第 12 病日　嚥下造影検査①
嚥下時は，誤嚥なく食道入口部をバリウムプリンが通過している．

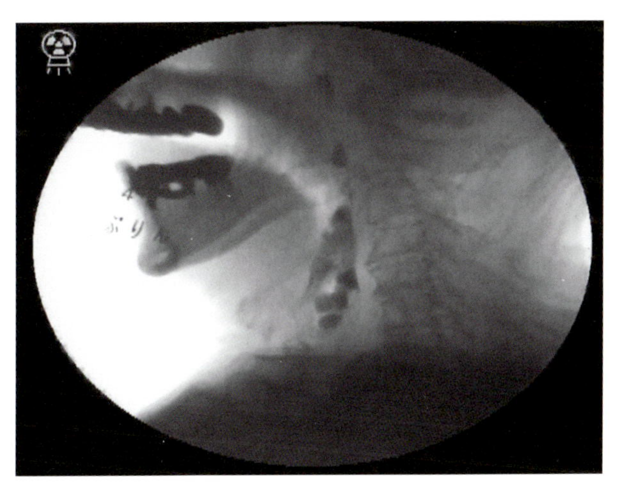

図 3　第 12 病日　嚥下造影検査②
バリウムプリンの食道入口部通過後，気管，咽頭内にバリウムプリンが吹き上がってきた．

●**リハ経過**　第 12 病日に嚥下造影検査を実施．嚥下内視鏡検査の下咽頭残留に対し，代償姿勢として 45 度ギャッチアップ座位とした．トロミつきバリウム液 3 mL は誤嚥なく，喉頭侵入なく嚥下可能であった．次にバリウムプリンを嚥下した．咽頭期には誤嚥なく，喉頭侵入なくバリウムプリンは食道入口部を通過した（図 2）．その直後，咳嗽とともに咽頭，喉頭，気管内にバリウムプリンが渦巻くように充満した（図 3）．原因解明に至らぬまま，直ちに嚥下造影検査を中断した．検査後，呼吸，炎症所見の悪化なく，第 16 病日，2 回目の嚥下造影検査を実施した．45 度ギャッチアップ座位でトロミつきバリウム液 3 mL は誤嚥なく，喉頭侵入なく嚥下可能であった（図 4）．次にバリウムプリンを嚥下したところ，食

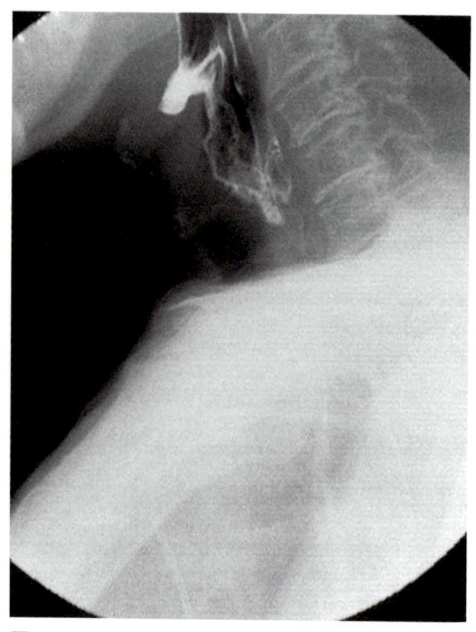

図4　トロミつきバリウム液では誤嚥なく，瘻孔を同定できなかった

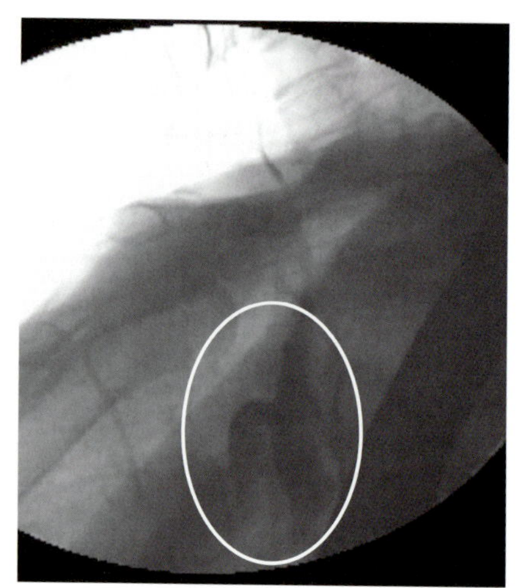

図5　食道から気管にバリウムプリンの流入を認める

道ステント上端より，バリウムプリンが気道に流入（図5）．食道気管瘻を認めた．主治医に報告し，第18病日，以前のステント上端を覆う形で，食道内ステント留置術施行．並行してベッドサイドにて理学療法，言語聴覚療法を実施した．第21病日60度ギャッチアップ座位にて嚥下造影検査を施行．食道からのバリウム漏出はトロミつき液体，トロミなし液体，プリン状ともに認めなかった．液体，半固形とも誤嚥なく，喉頭侵入なく嚥下可能となった．

嚥下調整食を摂取し，軽介助歩行可能，BI：15／100→30／100，病室内での趣味活動可能となったが，第53病日敗血症，肺水腫により呼吸状態悪化．第57病日永眠された．

●**病理所見**　急激な発熱，CRPの上昇，DIC（播種性血管内凝固症候群）から循環不全をきたし，胸水，肺水腫をきたしているが，新たな瘻孔，縦隔炎などの局在性炎症が認められないことから，壊死性胃がんからの感染，敗血症などがきっかけで，死に至ったと考えられる．

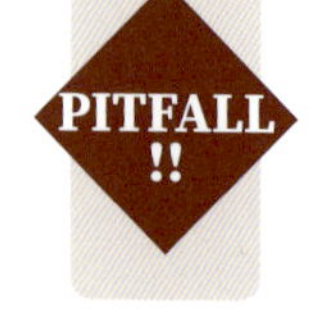

嚥下困難の原因を，残留由来の嚥下後誤嚥と思い込んでしまった．
食道瘻孔の検査は，トロミつきバリウム液では漏出なく，バリウムプリンを嚥下した際に初めて漏出をとらえた．模擬食品の形態によっては，瘻孔同定はさらに難渋した可能性がある．

病態検討

食道がんStage Ⅳaの食道ステント留置患者であり，外来にて経過観察中であった．第12病日の嚥下造影検査では，バリウムプリンは誤嚥なく食道入口部を通過した（図2）．直後，患者は激しくむせ込み，食道，気管内に多量のバリウムプリンが渦巻く画像を呈した（図3）．

経皮的酸素飽和度の低下はなかったものの，その原因診断に至らないまま，検査を中断せざるを得なかった．第9病日のリハ科初診から，第16病日の第2回嚥下造影検査まで，食事時のむせが，食道気管瘻によるものであると診断できなかった．

ピットフォールに至った要因

❶リハ科初診時の嚥下内視鏡検査にて，嚥下後喉頭蓋谷，梨状窩にバリウムプリン残留，喉頭侵入を認めた．食事時のむせ，炎症所見高値，痰の増加といった症状が，咽頭残留由来の誤嚥のみと思い込んでしまった．

❷食道の瘻孔を検索するため，本症例では最初にトロミつきのバリウム液を嚥下したが，瘻孔部位を同定できず，バリウムプリンを嚥下した際，初めて瘻孔が同定された．模擬食品の形態によって瘻孔の検出力に違いがあることを認識していなかった．

リスク回避のためにできること

むせ込み，食事摂取困難は，嚥下障害だけでなく，食物漏出，逆流でも生じ得る．特に頸部悪性腫瘍，食道がん，胃食道逆流などが疑われる場合，「嚥下造影検査」観察項目[2]だけでなく，「食道造影検査」の視点を忘れてはならない（表）．また，嚥下造影検査前に，食道気管瘻を疑い，瘻孔を疑われる位置について主科と事前に検討できれば，より効率的に検査を進めることができる．

表　瘻孔を疑う場合の嚥下造影検査

・食物が咽頭にある時間（咽頭相）だけでなく，食道にある時間（食道相）に問題がある可能性について認識する．高齢者では両者が合併することも多い．

・瘻孔検出目的では，トロミなしの液体造影剤が使用されることが多いが，トロミつき，半固形で初めて瘻孔が明らかとなることもある．患者の嚥下機能も踏まえて模擬食品摂取順序（液体→半固形か，半固形→液体か，その他の形態），摂取姿勢を検討する．

・消化器内科，外科，耳鼻科など，主科と術式，ステント位置，瘻孔の疑われる部位の情報交換を事前に行う．瘻孔はステント端に生じやすい[1]．

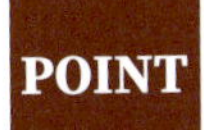

1　食事摂取場面でのむせ，摂取困難は咽頭相だけでなく，食道相の原因も疑う．

2　原疾患とその治療を事前に情報収集すれば嚥下造影検査の診断能力をアップできる！

文献

1）田中健寛・他：食道狭窄に対するステント留置術．2006日本IVR学会総会「技術教育セミナー」：76-91，2006．
2）植田耕一郎・他：嚥下造影の検査法（詳細版）．日摂食嚥下リハ会誌 **15**(1)：76-95，2011．

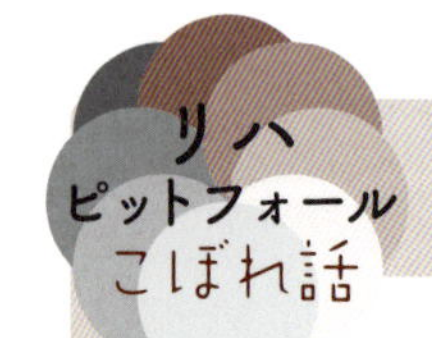

一億円払え！？

70 代男性の嚥下内視鏡検査のため訪室した．内視鏡先端を鼻腔に挿入する直前，患者さんの頸部に 1 本の髪が付着していることに気づいた．チクチクして不快であろうと取り除くと，“プチッ”．その毛は頭皮から落下した頭髪ではなく，頸部から直接生えていた．

患者「あー！ 俺の大切にしていた毛を！ なんてことするんだ！」
リハ科医「すっすみません！ ごめんなさい…」
患者「罰金だ，罰金！ 一億円だ，一億円払え‼」
リハ科医「えっ？」
〜ややしばらくの間〜
リハ科医「あの〜，すぐにお金を用意できないんですが，ローンでもよろしいでしょうか」
患者「…ああ，いいよ！ 月賦でも」

ふと気づくと，患者さんの家族が一連の出来事を爆笑しながら見ていた．内視鏡検査時は，協力的で，無事終了することができた．

索引

和文

欧文

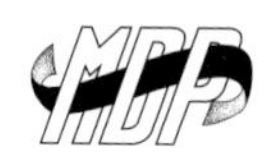

症例から学ぶ！
リハ現場のピットフォール　ISBN978-4-263-21881-5

2019年11月15日　第1版第1刷発行

監修者　生　駒　一　憲
編著者　長谷川千恵子
発行者　白　石　泰　夫

発行所　医歯薬出版株式会社

〒113-8612　東京都文京区本駒込1-7-10
TEL. (03)5395-7629(編集)・7616(販売)
FAX. (03)5395-7609(編集)・8563(販売)
https://www.ishiyaku.co.jp/
郵便振替番号　00190-5-13816

乱丁，落丁の際はお取り替えいたします　印刷・教文堂／製本・皆川製本所